医方图解

——以"汤液经法图"解读方剂配伍之秘

金 锐 著

郭红叶 田佳鑫 协编

全国百佳图书出版单位

中国中医药出版社

·北 京·

图书在版编目（CIP）数据

医方图解：以"汤液经法图"解读方剂配伍之秘 /
金锐著 . —北京：中国中医药出版社，2023.3（2024.4 重印）
ISBN 978-7-5132-7904-8

Ⅰ . ①医… Ⅱ . ①金… Ⅲ . ①方剂学—研究—中国—
古代 Ⅳ . ① R289

中国版本图书馆 CIP 数据核字（2022）第 209346 号

中国中医药出版社出版

北京经济技术开发区科创十三街 31 号院二区 8 号楼
邮政编码　100176
传真　010-64405721
三河市同力彩印有限公司印刷
各地新华书店经销

开本 710×1000　1/16　印张 16.25　字数 224 千字
2023 年 3 月第 1 版　2024 年 4 月第 4 次印刷
书号　ISBN 978 - 7 - 5132 - 7904 - 8

定价　69.00 元
网址　www.cptcm.com

服 务 热 线　010-64405510
购 书 热 线　010-89535836
维 权 打 假　010-64405753

微信服务号　zgzyycbs
微商城网址　https://kdt.im/LIdUGr
官 方 微 博　http://e.weibo.com/cptcm
天猫旗舰店网址　https://zgzyycbs.tmall.com

如有印装质量问题请与本社出版部联系（010-64405510）

醫方圖解

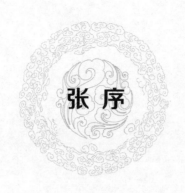

张序

中药药性理论指导中药辨、采、制、用，是中药有别于现代化学药物的根本特征，是联接中医和中药的桥梁。与中医药基本理论的其他内容一样，中药药性理论也是一个经过千百年临床实践检验并不断调整的理论体系，它受到不同历史时期学术思想和哲学思维的影响，呈现出一定的复杂性。20世纪80年代以来，国家973计划特设了中药药性理论实质研究的专项，对四气、五味、归经、升降沉浮、有毒无毒等药性开展了多层次、多维度的现代科学研究，取得了不斐的成果。当然，中药药性理论是宏大的知识体系，对它的科学探索永远在路上。

随着《中华人民共和国中医药法》的出台，中医药发展再一次进入了快车道。与此同时，中药的安全合理使用也成为医师、药师和患者的关注点，而深入开展基于传统药性的安全合理用药行动，可能是最贴近中医药理论底色的举措之一。从WHO药物警戒的角度看，来源于临床实践的药性才是中药药物警戒的本源。在中国药学史上具有里程碑意义的多部本草学巨著，无一不是以药性为核心阐发中药的有效性和安全性特征，例如《神农本草经》《证类本草》《本草纲目》等。所以，深入研究中药药性，临床研究中药药性，是促进中药临床治疗安全有效的根本手段。我领衔的课题组也一直在关注这个方面。

金锐药师是我的博士，也是北京中医药大学中药药物警戒与合理用药研究中心的成员。他就读期间的课题方向是中药药性理论，工作以后的研究方向依然是中药药性理论。作为一名在医院工作的药师，他能够一如既往地将中药药性作为临床一切合理用药工作的核心，能够坚持不懈地将四气五味与处方审核、药学监护等临床药师的日常工作努力结合起来，我感到十分欣慰。他在近两年开展了敦煌遗书《辅行诀五脏用药法要》（以下简称《辅行诀》）的学术研究，深度解读其中的"汤液经法图"，并且尝试将其用于解析各类方剂的组方配伍原理，也是一种有益的尝试。在中药药性理论研究领域，《辅行诀》和"汤液经法图"所展示的五味补泻原理和五味配伍化合关系等内容，都具有独特的新意，也需要更进一步的探索和阐释。希望广大中医师和中药师能够关注他的研究，关注中药药性理论，让中药安全合理用药工作行稳致远。

国医大师颜正华学术经验继承人、岐黄学者
北京中医药大学教授、主任医师　　　　张　冰
2022 年 11 月

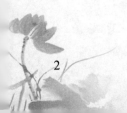

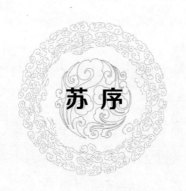

苏 序

　　方剂，是中医治疗疾病的特色。正确理解方剂的功能，是运用方剂、学会处方的基本前提。经方是现代临床方剂的主体，阐释方剂首先要解好经方。解方、用方是中医临床大夫的专业功夫，疗效所系、能力所在。当今对方剂，特别是对经方的解释，多是汇总了明清部分医家的论述，没有很好地把握、揭示经方配伍、经方功效的内涵，影响了经方的应用能力与临床研究水平，疗效重复性高的创新性方剂几乎很少。说清楚组"方"的机理，说明白"方"效的机制，特别是说明白经典方的组方机理、疗效机制，已成为提高疗效、创新方剂迫切需要解决的问题。

　　宋代著名医药学家冠宗奭指出："疾病可凭者，医也；医可据者，方也；方可持者，药也。"医者要做到"无一方不洞悉其理，无一药不精通其性"。方理是方剂的核心内容，也是临证处方的原则，但是对方剂配伍的内在机理，我们并没有很好地做出解释，影响了临床对方剂功效的把握与应用。后世解释方剂的配伍功效主要有两个方面：一是配伍原则，即处方的结构原则，以君、臣、佐、使解释组方配伍关系；二是合和原则，即以方内各药通过"七情合和"的相互作用来说明方剂配伍特点。而君、臣、佐、使仅说明了单味药与单味药的关系，是二维配伍关系，合和的作用性能也仅仅强调

1

了整体取性，难以说明内在方理，用之解释经方配伍亦未能得到经方界的认同。

当今经方之热前所未有，但经方学习之难、临床使用之难，也是业内共识。一方面源于我们对经方的认识不足，经方的学习方法没有能够讲明白，依然没能够按照经方的方理、医理应用到中医临床，由此导致的所谓"遵循中医临床思维"成为中医药发展中的突出问题。另一方面缘于我们对经方法式认识的不足，经典名方亘古不衰，不仅仅在于方的临床价值，内在的理论价值更是其生命之根，除了其内在的结构，还有其内在的方理、医理，故只有从经方阐释入手，时时感悟经方的成方道理，才能更好地提高临床疗效，以此循序渐进，才能够掌握并遵循中医临床思维。《灵枢·逆顺肥瘦》曰："圣人之为道者，上合于天，下合于地，中合于人事，必有明法，以起度数，法式检押，乃后可传焉。"法式，即是规范，明法守式，才能释方。重识经方法式，全面阐释古典经方内在的法理成为临床"传承精华，守正创新"的基本前提和重要任务。

执方用圆是中国人认知事物、解决事物的重要思维方式，是中国文化的特有内涵之一。当代中医昆仑派传人沈谦益先生在论述中医处方时讲："方，代表了方位、方向，方从法来，方由药成""处方的有效在于方中含圆，只有方圆一体，处方才有动力"。动力来自自然法则与生命法则的耦合，这种耦合关系体现在对中药性情的把握与应用，"用药不过是用物性性情之偏和数理关系的一种偏化，来纠正人体的病理之偏而已""我们在开每一张方子，学每一张方子的时候，一定要注意方中的圆是什么？只有真正地理解了方中隐含着的圆，那才是真正的方圆合一、乾坤一体"。而正确认识中药的性情特点又是理解处方功效、处方动力的关键。

古曰："思其艰，以图其易。"图示，是表达各种现象的过程和规律的重要方式。以图表象、以图言义，能够使读者更加直观地看清事物本义，理解事物各个要素所处的空间方位及其要素的结构价值。"汤液经法图"是伊尹《汤液经法》的配图，是《汤液经法》的关键原理图，当代中医药文献大家马继兴、钱超尘认为这部书中转引的"汤液经法图"，是解开经方配伍奥秘的钥匙，是还原中医组方配伍原理的切入点。

《医方图解》以"汤液经法图"来解析组方配伍原理，以汤液经法之"图"解说中医"方剂"之理、之法、之效，无疑是说清楚、讲明白中医方剂的重要途径，这也是本书的亮点所在。本书以"汤液经法图"识方解方，阐明各个方剂的五脏虚实病证定位和五味补泻配伍原理，如"汤液经法图"示：肝德在散，以辛补之，以酸泻之，以甘缓之，故治疗太阳中风病（恶寒、汗出、头痛等肝虚证表现）的桂枝汤组方结构为"二辛一酸二甘"，以桂枝与生姜之辛补肝解表，以芍药之酸泻肝敛汗，以甘草与大枣之甘缓急益气，是一首补中有泻的补肝方；又如"汤液经法图"示：肺德在收，以酸补之，以咸泻之，以辛散之，故治疗阳明腑实证便秘（肺与大肠相表里）的大承气汤组方结构为"三咸一酸"，以大黄、芒硝与厚朴之咸泻肺通便，以枳实之酸辛行气导滞，是一首泻中有补的泻肺方。从这个角度讲，运用"汤液经法图"所示的五味补泻配伍原则解析经方组方之理，的确更加契合经方的方理。

金锐博士带领团队以图入手，以前期出版的《汤液经法图讲记》研究成果为基础，对《方剂学》中160首经典方剂的组方配伍原理进行解析，以汤液经法图重新解释方剂的结构关系，诠释单味药在方剂结构中的地位，阐明中医方剂的配伍与功效特点，很好地用经典理论解释了组方用药治疗疾病的机制问题，也深层次地说明了方剂的功能机制，不仅填补了现代方剂学的不足，而且为临床医生应用方剂、创新方剂提供了经典理论指导。

《辅行诀》和"汤液经法图"已成为当今经方界研究应用热点，许多问题也尚需进一步阐明。例如桂枝汤与《辅行诀》小补肝汤的异同、《辅行诀》记载大黄为"火中木"的内涵等，以"汤液经法图"来全面解析方剂的组方配伍机制和功效，也尚需结合临床进一步完善验证。但正如马继兴、王雪苔、钱超尘前辈对"汤液经法图"的评价：它是打开中医临床遣方用药思维的钥匙，也是理解伤寒论经方法理的重要途径，是传统中医经典理论不可缺少的组成部分。本书无疑将是传承发展这一经典著作的重要尝试。书既付梓，故欣然为序。

中国中医科学院　苏庆民
壬寅小雪于五道口杏方苑

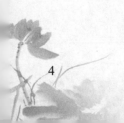

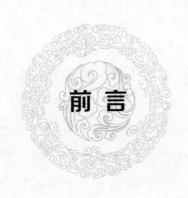

前　言

　　药病相投、方证相应，是中医选药组方治疗的核心要义，是确保中医临床疗效的关键环节。从《汉书·艺文志》的"经方十一家"，到张仲景《伤寒杂病论》的"勤求古训，博采众方"；从宋代官办的成药典《太平惠民和剂局方》，到明清时期专门收录和研究方剂的《医方集解》《成方切用》等，均体现出历代医家对方剂的重视，也展示了以方剂为核心的中医药学发展脉络。

　　方剂的核心在于选药配伍，以七情配伍和君臣佐使为主要理论。但是，此二者可能具有一定的局限性。例如，七情配伍以中药两两配伍的关系为主，较少涉及三味药以上的配伍关系。而君臣佐使仅仅是一个理论框架，何为君药何为臣也具有较大主观性。最关键的是，无论是七情配伍理论还是君臣佐使理论，其本身均未提供方药与病证的对应关系，均未说明哪种配伍结构适用于此病而不适用于彼病。所以，对于中医精准组方用药来说，七情配伍和君臣佐使都是不完整的，是滞后于临床实践的。而这些不足，均在"汤液经法图"中得到了解决。

　　"汤液经法图"是商·伊尹所著《汤液经法》的关键原理图，因梁·陶弘景在其道家著作《辅行诀五脏用药法要》中的转引而保留下来。学界普遍认为，"汤液经法图"具有十分重要的临床价值，是解开仲景经方配伍奥秘的钥匙，是还原中医组方配伍之理的关键。从内容上看，"汤液经法图"描述了一套完整的中医辨证论治体系，它通过五脏虚实理论认识疾病，采用五味补泻理论治疗疾病，将特定脏腑疾病与特定五味关联起来。例如，肝虚病证须以辛味方为主，心实病证须以苦味方为主，而肺虚实夹杂病证则须配咸辛调用。同时，"汤液经法图"展示了一组全新的五味配伍化合关系，即辛酸化甘、咸苦化酸等，为阐明复杂药味配伍后的性效表述奠定基础。

采用"汤液经法图"识方解方，有助于透视选药组方的底层逻辑，明晰主治病证的本质特点，掌握不同方剂的根本差异。例如，桂枝汤以桂枝（辛）、生姜（辛）、芍药（酸）、甘草（甘）与大枣（甘）成方，配伍结构为二辛一酸二甘。而从"汤液经法图"角度看，肝木主风、主筋、主阳气升发，其病证分为肝虚证（汗出、气上冲心、眩晕为主）、肝实证（目赤、易怒、胁痛腹痛为主）和肝虚实夹杂证（两类症状兼有）3类，其治疗原则为"以辛补之，以酸泻之，以甘缓之"。所以，桂枝汤是一首以补肝为主、补泻兼施的肝木治疗方，用于太阳中风、营卫不和所见的汗出发热、头痛等症。而同类的肝木治疗方剂，芍药甘草汤以"一酸一甘"成方，柔肝缓急止痛，属于单纯的泻肝方。四逆汤以"二辛一甘"成方，补肝升阳，回阳救逆，属于单纯的补肝方。桂枝加葛根汤以"二辛一酸三甘"成方，增加甘味药葛根，加强缓肝舒筋止痉的作用。而麻黄汤以"二辛一苦一甘"成方，增加苦味药杏仁，苦甘化咸泻肺，在补肝解表散寒的治疗之外，又增加入肺止咳平喘之功。

本书旨在以"汤液经法图"识方解方。全书分为上、下两篇，上篇为明理篇，主要讲解"汤液经法图"的来源和其组方的基本原理，详细论述其中蕴含的以"脏腑虚实辨证＋五味补泻治疗"为框架的辨证论治体系。同时，阐明运用"汤液经法图"识方解方的思路和方剂分类法。下篇为解方篇，选择160首代表性方剂进行组方分析，每首方剂分别设有出处、组成、配伍结构、功能主治、方解、阐发和图示六部分。其中各部分内容如下：

出处：描述方剂的来源和临床主要功效。

组成：描述方剂的组成，药物用量使用《方剂学》教材标示的原方剂量。在每一味中药后面标注其主导药味。

配伍结构：总结全方的主导药味构成。存在五味配伍化合关系的方剂，同时分析可能的五味化合方向和药味表达。

功能主治：概括全方的五脏补泻特点和传统中医功效，简述方剂的现代应用。

方解：基于"汤液经法图"所示五脏虚实辨证的诊断体系和五味补泻治疗的遣方用药体系，阐述方药与病证之间的内在联系和必然关系。

阐发：从"汤液经法图"理论体系角度，论述方剂中重点药物的主导药味，或全方选药配伍的特点，或相近相似方剂的比较，或现代认识存在的误解，或组方加减配伍的原理等内容。

图示：依据各组方药物的主导药味和主导功效，将全方映射在"汤液经法图"中，并以箭头表示主要的补泻作用。由于一个中药可有多个功效，也可兼多个药味，故同一个组方功效不唯一，图示也不唯一。本书选择最贴近《方剂学》所述适应证的情形进行图示。

最后，"汤液经法图"言简义奥，其中尚有许多未解之处，而笔者的认知和理解能力有限，故本书中定有不当和错漏之处，希望广大读者朋友批评指正。当然，我们更希望广大的中医师、中药师、中医药科技工作者和中医药爱好者们，都能够加入到"汤液经法图"的科学研究和临床应用工作中来，众人拾柴火焰高，共同还原这一经典的中医理论。

由于《辅行诀》原卷已毁，目前所见均为抄本。本书参考的为钱超尘教授《辅行诀五脏用药法要传承集》所收载的 21 个抄本中，抄录时间明确的最早抄本，即范志良抄本（1965 年）。本书在编写过程中，得到了首都卫生发展科研专项（首发 2020-2-2081）和中国中医科学院科技创新工程项目（CI2021A03805）的支持。

著　者

2023 年 1 月

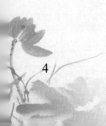

4

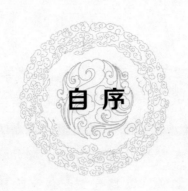

自序

古今医家，皆尚方重方。仲景博采众方，孙真人驰百金而徇经方，成无己明方名之由、彰药性之主，灵胎先生则言有药无方与有方无药之辨，此为古医尚方。而当下中医学子专习方剂，精究方药配伍之微观变化，革新成方制剂亦以君臣佐使之诠释为其必需，此为今医重方。然知者不言，言者不知，方术即为诸医家多论之事，亦是全天下难解之迷。灵胎曰："古人制方之义，微妙精详，不可思议。"汪昂曰："执方医病，而病不能瘳……是以脉候未辨，药性未明，惑于似而反失其真，知有方而不知方之解故也。"故方术之事，著书立论者多，透彻通达者少。

《黄帝内经》曰："天布五行，以运万类。人禀五常，以有五脏。"又曰"阴之所生，本在五味，阴之五宫，伤在五味……故谨和五味，骨正筋柔，气血以流，腠理以密。"是故入口之药食，以五味伤人，以五味治人，而服方饵药不外于此也。五味治病，众所周知，但其配伍调和之法却少有提及。或曰，遣方用药之妙，在于一心，何以方为？不然，无规矩不成方圆，方以立法，法以治宜，断无弃规矩而为之者。《内经》有脏气法时论，其间有五味补泻与急食之义，似是规矩。但细细探究一番，却又不解其文理舛错之处。幸得《辅行诀》之汤液经法图，简练精谨，彰明隐奥，以五味入五脏，以补泻治五脏，以五味化合配伍成方。此图虽出自陶弘景之《辅行诀》，却似为商伊尹《汤液经法》之遗奥，能解万方，能毕医道。惊喜之余，不揣庸妄，遂以汤液经法图识方解方，先定药味，次解效用，旁牵众说，订正发微，以察五味配伍之本质，以明药病相投之原理。配以图示，使组方诸药各就各位，各司其用，辛以补肝散肺，苦以泻心补肾，使观者知其端绪，尽彻其义。以此成书，名曰《医方图解》。

余天性愚钝，资历浅薄。若书中有错漏之处，此为余之错漏，非汤液经法图之错漏。圣贤遗奥，传承尚非易事，溯源更似登天，但其中玄冥幽微之理若隐若现，动人心魄，不试解一二，岂非愧对圣贤乎？

金　锐

癸卯初春

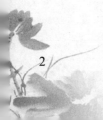

目　录

上篇　明理篇

下篇 解方篇

上篇　明理篇

一、"汤液经法图"的来源和价值

"汤液经法图"为商·伊尹所著《汤液经法》的原理配图,但《汤液经法》已遗,此图因梁·陶弘景《辅行诀五脏用药法要》的收载而保留下来。《辅行诀》是一本敦煌遗书。1900年敦煌莫高窟守洞道士王圆箓发现了莫高窟第17窟(即"藏经洞")后,诸多内藏的医书残卷公之于世,包括《黄帝内经》《伤寒论》《玄感脉经》《明堂五脏论》和《辅行诀》等。其中,《辅行诀》原卷于1918年被军需官张偓南从王圆箓处购买,并作为家学传给其孙张大昌,后于1966年被毁。在新中国成立后的中医献方潮中,张大昌将其手抄本献于中医研究院(现中国中医科学院),经王雪苔、马继兴、钱超尘等教授的不懈努力,《辅行诀》得以校注出版,"汤液经法图"得以公之于众。

"汤液经法图"具有极高的医学价值。其一,在《辅行诀》原文中,陶弘景称:"此图乃《汤液经法》尽要之妙,学者能谙于此,医道毕矣。"其二,根据著名中医训诂学家钱超尘教授的研究,张仲景撰写《伤寒杂病论》时勤求博采的内容,就包括《汤液经法》,二者密切相关。其三,采用"汤液经法图"蕴含的五脏虚实辨证和五味补泻治疗原理,可以近乎完美地解释诸多经方、时方和效方的选药组方原理。实际上,从医方发展脉络上看,《汤液经法》和"汤液经法图"代表的可能是所有方术的总源头,而《辅行诀》所载大小补泻汤、伤寒经方、历代时方效方和当今成方等都是不同的支流,都是对"汤液经法图"组方原则的不同应用方式,源一而流异。

"汤液经法图"五脏补泻的内容与《黄帝内经》中《素问·脏气法时论》的五味苦欲补泻内容十分相近,应该是早期同一理论信息源的不同传承。但从内容逻辑性和完整度上看,"汤液经法图"又优于"脏气法时论"。例如,

"汤液经法图"以体、用和化这3个概念，将五味定位于五脏的补泻，每个药味均衡地出现3次，并且严谨地构成顺逆方向的排列规律。但"脏气法时论"的内容就缺少这种均衡性和严谨性，在苦味与咸味的出现次数、补泻药味的排列顺序等方面存在诸多困惑和难解之处，这可能是传抄过程中出现的错误。从传承准确性上看，"汤液经法图"的五边形内循环结构，其稳定性和自纠错能力，显然高于单纯的文字记载（图1）。

需要注意的是，"汤液经法图"虽被《辅行诀》所载，但非陶弘景所作。《辅行诀》的许多内容可能均摘录自《汤液经法》。《辅行诀》原文记载："依《神农本经》及《桐君采药录》，上中下三品之药，凡三百六十五味，以应周天之度，四时八节之气。商有圣相伊尹，撰《汤液经法》三卷，为方亦三百六十首：上品上药，为服食补益方者，百二十首；中品中药，为疗疾祛邪之方，亦百二十首；下品毒药，为杀虫辟邪痈疽等方，亦百二十首。凡共三百六十首也。实万代医家之规范，苍生护命之大宝也。今检录常情需用者六十首，备山中预防灾疾之用耳。检用诸药之要者，可默契经方之旨焉。"所以，《辅行诀》中记载的各脏腑大小补泻汤和中药五行属性（即二十五味药

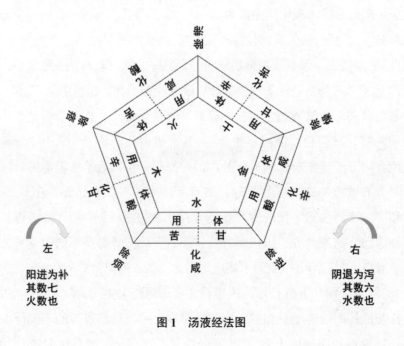

图1 汤液经法图

精）的内容，可能都是直接摘录自《汤液经法》。因此，"汤液经法图"的研究不等于《辅行诀》的研究，"汤液经法图"研究的不是《辅行诀》组方配伍之理，而是包罗百家的中医方剂配伍本原之理。

二、"汤液经法图"的基本原理

1. 以五脏虚实辨证

"汤液经法图"重视五脏虚实辨证，将外感内伤诸病辨证分为五脏虚证、五脏实证及其复杂组合，并通过脏腑表里和经络将全身病证表现联系起来。包括单一脏腑的虚实病证，例如肝木虚证、肝木实证、心火虚证、心火实证、脾土虚证、脾土实证、肺金虚证、肺金实证、肾水虚证和肾水实证；单一脏腑的虚实夹杂病证，例如肝木虚实夹杂病证、心火虚实夹杂病证、脾土虚夹杂病证、肺金虚实夹杂病证和肾水虚实夹杂病证。同时，也包括脏腑共病的复杂情况，例如肝木虚证合并心火虚证、肝木虚证合并脾土实证、肝木虚实夹杂病证合并肾水虚证、肝肾两虚合并脾虚证等各种可能的组合形式。

现有五脏虚实辨证的四诊信息，主要来源于《辅行诀》关于各脏腑病证的病因病机描述和大小补泻汤的适应证分析，以及藏象学说、病机十九条等《黄帝内经》脏腑相关内容。主要内容如下（《辅行诀》内容来自1965年范志良抄本）：

（1）肝木病证

藏象学说：主疏泄，主藏血，开窍于目，在体合筋。

病机十九条：诸风掉眩，皆属于肝；诸暴强直，皆属于风。

《辅行诀》病因病机描述：肝虚则恐，实则怒。肝病者，必两胁下痛，痛引少腹。虚则眩眩无所见，耳无所闻，心澹澹然如人将捕之。气逆则耳聋，颏肿。邪在肝，则两胁中痛，寒中；恶血在内，则胻善瘛，节时肿。

大小补泻肝汤适应证：心中恐疑，时多噩梦，气上冲心，越汗出，头目眩晕（小补肝汤）；其人恐惧不安，气自少腹上冲咽，呃声不止，头目苦眩，不能坐起，汗出，心悸，干呕不能食，脉弱而结者（大补肝汤）；两胁下痛，痛引少腹迫急，当有干呕（小泻肝汤）；头痛目赤，多恚怒，胁下支满而痛，痛连少腹迫急无奈（大泻肝汤）。

（2）心火病证

藏象学说：主血脉，主神志，开窍于舌，在体为脉。

病机十九条：诸热瞀瘛，皆属于火；诸痛痒疮，皆属于心；诸禁鼓栗，如丧神守，皆属于火；诸逆冲上，皆属于火；诸躁狂越，皆属于火；诸病胕肿，疼酸惊骇，皆属于火。

《辅行诀》病因病机描述：心虚则悲不已，实则笑不休。心病者，心胸内痛，胁下支满，膺背肩胛间痛，两臂内痛。虚则胸腹胁下与腰相引而痛。邪在心，则病心中痛，善悲，眩仆。心胞气实者，受外邪之动也，则胸胁支满，心中澹澹大动，面赤，目黄，喜笑不休；虚则血气少，善悲，久不已，发癫仆。

大小补泻心汤适应证：胸痹不得卧，心痛彻背，背痛彻心（小补心汤）；胸痹，心中痞满，气结在胸，时从胁下逆抢心，心痛无奈（大补心汤）；心中卒急痛，胁下支满，气逆攻膺背肩胛间，不可饮食，食之反笃者（小泻心汤）；暴得心腹痛，痛如刀刺，欲吐不吐，欲下不下，心中懊恼，胁背胸支满，腹中迫急不可奈（大泻心汤）。血气虚少，心中动悸，时悲泣，烦躁，汗出，气噫，脉时结（小补心包汤）；心中虚烦，懊侬不安，怔忡如车马惊，饮食无味，干呕，气噫，时或多唾，其人脉结而微者（大补心包汤）；胸腹支满，心中跳动不安（小泻心包汤）；心中怔忡不安，胸膺痞懑，口中苦，舌上生疮，面赤如新妆，或吐血，衄血，下血（大泻心包汤）。

（3）脾土病证

藏象学说：主运化，主升清，主四肢，开窍于口，在体为肉。

病机十九条：诸湿肿满，皆属于脾；诸痉项强，皆属于湿。

《辅行诀》病因病机描述：脾实则腹满，飧泄；虚则四肢不用，五脏不安。脾病者，必腹满肠鸣，溏泻，食不化；虚则身重，苦饥，肉痛，足痿不收，行善瘈，脚下痛。邪在脾，则肌肉痛，阳气不足，则寒中，肠鸣，腹痛；阴气不足，则善饥。

大小补泻脾汤适应证：饮食不化，时自吐利，吐利已，心中苦饥，或心下痞满，脉微，无力，身重，足痿，善转筋（小补脾汤）；脾气大疲，饮食不化，呕吐下利，其人枯瘦如柴，立不可动转，口中苦干渴，汗出，气急，脉微而时结（大补脾汤）；脾气实，下利清谷，里寒外热，腹冷，脉微（小泻脾汤）；腹中胀满，干呕不能食，欲利不得，或下利不止（大泻脾汤）。

（4）肺金病证

藏象学说：主气，司呼吸，主宣发肃降，开窍于鼻，在体为皮毛。

病机十九条：诸气膹郁，皆属于肺。

《辅行诀》病因病机描述：肺虚则鼻息不利；实则喘咳，凭胸仰息。肺病者，必咳喘逆气，肩息，背痛，汗出憎风；虚则胸中痛，少气，不能报息，耳聋，咽干。邪在肺，则皮肤痛，发寒热，上气喘，汗出，咳动肩背。

大小补泻肺汤适应证：汗出口渴，少气不足息，胸中痛，脉虚（小补肺汤）；烦热汗出，少气不足息，口干，耳聋，脉虚而快（大补肺汤）；咳喘上气，胸中迫满，不可卧（小泻肺汤）；胸中有痰涎，喘不得卧，大小便闭，身面肿，迫满，欲得气利（大泻肺汤）。

（5）肾水病证

藏象学说：主藏精，主生长发育与生殖，主水，开窍于耳及二阴，在体为骨。

病机十九条：诸寒收引，皆属于肾；诸病水液，澄彻清冷，皆属于寒。

《辅行诀》病因病机描述：肾气虚则厥逆，实则腹满，面色正黑，泾溲不利。肾病者，必腹大胫肿，身重，嗜寝；虚则腰中痛，大腹小腹痛，尻阴股膝挛，胻足皆痛。邪在肾，是骨痛，阴痹。阴痹者，按之不得。腹胀，腰痛，

医方图解——以『汤液经法图』解读方剂配伍之秘

大便难，肩背项强痛，时眩仆。

大小补泻肾汤适应证：虚劳失精，腰痛，骨蒸羸瘦，脉快（小补肾汤）；精气虚少，腰痛，骨痿，不可行走，虚热冲逆，头目眩，小便不利，脉软而快（大补肾汤）；小便赤少，少腹满，时足胫肿（小泻肾汤）；小便赤少，是溺血，少腹迫满而痛，腰如折，耳鸣（大泻肾汤）。

2. 以五味补泻治疗

"汤液经法图"采用五味补泻配伍的方式，治疗五脏虚实病证及其复杂组合情况。基本原则是，虚证补之，实证泻之，虚实夹杂则补泻兼施。急食之味作为补味与泻味的化合，既可用于虚证，亦可用于实证。

根据《辅行诀》的记载，五脏的治疗原则分别是"陶云：肝德在散。故经云：以辛补之，酸泻之；肝苦急，急食甘以缓之""陶云：心德在耎。故经云：以咸补之，苦泻之；心苦缓，急食酸以收之""陶云：脾德在缓。故经云：以甘补之，辛泻之；脾苦湿，急食苦以燥之""陶云：肺德在收。故经云：以酸补之，咸泻之；肺苦气上逆，急食辛以散之""陶云：肾德在坚。故经云，以苦补之，甘泻之；肾苦燥，急食咸以润之"，这其中的补泻规律与"汤液经法图"中各脏腑区域的药味关系是完全对应的。

据此整理，将五脏的补味、泻味和急食之味（化味）分别列于下：

（1）肝木病证：辛味补肝，酸味泻肝，甘味缓肝。

（2）心火病证：咸味补心，苦味泻心，酸味收心。

（3）脾土病证：甘味补脾，辛味泻脾，苦味燥脾。

（4）肺金病证：酸味补肺，咸味泻肺，辛味散肺。

（5）肾水病证：苦味补肾，甘味泻肾，咸味润肾。

与现有中药药性理论不同，《汤液经法》以五行内含的方式定义中药的药性和主导药味，根据《辅行诀》（1965年范志良抄本）转引《汤液经法》的记载：

味辛皆属木，桂为之主。椒为火，姜为土，细辛为金，附子为水。

味咸皆属火，旋覆花为之主。大黄为木，泽泻为土，厚朴为金，硝石为水。

味甘皆属土，人参为主。甘草为木，大枣为火，麦冬为金，茯苓为水。

味酸皆属金，五味为之主。枳实为木，豉为火，芍药为土，薯蓣为水。

味苦皆属水，地黄为之主。黄芩为木，黄连为火，术为土，竹叶为金。

明确中药的主导药味，就可以根据五味补泻原则，理解中药的主要功效。在"汤液经法图"五味补泻原则中，任一药味均具有三方面的功效作用，例如辛味能补肝、泻脾和散肺，苦味能补肾、泻心和燥脾。但是，这一药味的具体中药，可能以其中的一方面功效为主，也可能同时具有多方面的功效。例如，辛味具有补肝、泻脾和散肺三方面的作用，其中，辛味药桂枝主要以补肝功效为主，能解表温经；辛味药细辛以补肝和散肺为主，能散寒通窍和温肺化饮；而辛味药生姜则同时具有这三方面的功效，既能解表散寒，亦能温中止呕和化痰止咳。

"木中火""水中金"等五行互含的理论概念，是一种更有利于标识不同中药的共性和个性的方法学体系，方便临床选药组方，但可能已经失传，且其内涵和外延有待研究。与传统中药药性理论的关联规则研究显示：五行属性的前位属性，与传统药性理论的五味相关性较强；五行属性的后位属性，与传统药性理论的归经相关性较强。鉴于此，本书以主导药味结合具体功效的方法来标识中药，以使更多的中药能够用于"汤液经法图"体系。

3. 以五味配伍化合成方

明确五脏虚实病证特点和五味补泻治疗原则之后，即可选药配伍组方。基本原则是单一脏腑病证，虚证为主的，以补味中药为主；实证为主的，以泻味中药为主；虚实夹杂为主的，同时使用补味中药和泻味中药。上述任一病证类型，均可根据需要配伍化味（急食之味）中药。药味是共性，功效是个性，同一药味的不同中药具有不同的个性特点，选药时应根据主导药味和主要功效，确定不同脏腑病证治疗的最合适药物。

同时，药味配伍存在特定的化合关系，即存在两种药味配伍后，表现出第三种药味之用的可能性。根据"汤液经法图"的记载，存在 5 种药味配伍化合的形式，分别为辛酸化甘、咸苦化酸、甘辛化苦、酸咸化辛和苦甘化咸。

因此，五脏虚实病证的五味配伍成方思路，从药味配伍上看，基本内容如下：

（1）肝木病证

肝木虚证：辛味为主，甘味为辅；

肝木实证：酸味为主，甘味为辅；

肝木虚实夹杂证：辛味＋酸味为主，甘味为辅。

（2）心火病证

心火虚证：咸味为主，酸味为辅；

心火实证：苦味为主，酸味为辅；

心火虚实夹杂证：咸味＋苦味为主，酸味为辅。

（3）脾土病证

脾土虚证：甘味为主，苦味为辅；

脾土实证：辛味为主，苦味为辅；

脾土虚实夹杂证：甘味＋辛味为主，苦味为辅。

（4）肺金病证

肺金虚证：酸味为主，辛味为辅；

肺金实证：咸味为主，辛味为辅；

肺金虚实夹杂证：酸味＋咸味为主，辛味为辅。

（5）肾水病证

肾水虚证：苦味为主，咸味为辅；

肾水实证：甘味为主，咸味为辅；

肾水虚实夹杂证：苦味＋甘味为主，咸味为辅。

同时，脏腑共病的复杂病证，两脏均以虚证为主的，以两脏补味中药的配伍为主；两脏均以实证为主的，以两脏泻味中药的配伍为主；一脏为虚、一脏为实的病证，以虚证所在脏腑的补味中药与实证所在脏腑的泻味中药配伍为主。上述任一病证类型，均可根据需要配伍化味中药。

因此，脏腑共病的五味配伍成方思路，从药味配伍上看，基本内容如下：

（6）肝木病证 + 心火病证

两脏皆虚：辛味 + 咸味为主；

两脏皆实：酸味 + 苦味为主；

此虚彼实：辛味 + 苦味为主，或酸味 + 咸味为主；

虚实夹杂：辛味 + 酸味 + 咸味 + 苦味为主。

（7）肝木病证 + 脾土病证

两脏皆虚：辛味 + 甘味为主；

两脏皆实：酸味 + 辛味为主；

此虚彼实：辛味为主，或酸味 + 甘味为主；

虚实夹杂：辛味 + 酸味 + 甘味为主。

（8）肝木病证 + 肺金病证

两脏皆虚：辛味 + 酸味为主；

两脏皆实：酸味 + 咸味为主；

此虚彼实：辛味 + 咸味为主，或酸味为主；

虚实夹杂：辛味 + 酸味 + 咸味为主。

（9）肝木病证 + 肾水病证

两脏皆虚：辛味 + 苦味为主；

两脏皆实：酸味 + 甘味为主；

此虚彼实：辛味 + 甘味为主，或酸味 + 苦味为主；

虚实夹杂：辛味 + 酸味 + 苦味 + 甘味为主。

（10）心火病证＋脾土病证

两脏皆虚：咸味＋甘味为主；

两脏皆实：苦味＋辛味为主；

此虚彼实：咸味＋辛味为主，或苦味＋甘味为主；

虚实夹杂：咸味＋苦味＋甘味＋辛味为主。

（11）心火病证＋肺金病证

两脏皆虚：咸味＋酸味为主；

两脏皆实：苦味＋咸味为主；

此虚彼实：咸味为主，或苦味＋酸味为主；

虚实夹杂：咸味＋苦味＋酸味为主。

（12）心火病证＋肾水病证

两脏皆虚：咸味＋苦味为主；

两脏皆实：苦味＋甘味为主；

此虚彼实：咸味＋甘味为主，或苦味为主；

虚实夹杂：咸味＋苦味＋甘味为主。

（13）脾土病证＋肺金病证

两脏皆虚：甘味＋酸味为主；

两脏皆实：辛味＋咸味为主；

此虚彼实：甘味＋咸味为主，或辛味＋酸味为主；

虚实夹杂：甘味＋辛味＋酸味＋咸味为主。

（14）脾土病证＋肾水病证

两脏皆虚：甘味＋苦味为主；

两脏皆实：辛味＋甘味为主；

此虚彼实：甘味为主，或辛味＋苦味为主；

虚实夹杂：甘味＋辛味＋苦味为主。

（15）肺金病证＋肾水病证

两脏皆虚：酸味＋苦味为主；

两脏皆实：咸味＋甘味为主；

此虚彼实：酸味＋甘味为主，或咸味＋苦味为主；

虚实夹杂：酸味＋咸味＋苦味＋甘味为主。

需要注意的是，以上各药味，可以通过直接选用具有该药味的中药，亦可通过五味配伍化合获得该药味的作用。例如，咸味，可以选择大黄、葶苈子、牡蛎、旋覆花等咸味药，亦可通过白术与茯苓配伍、苦杏仁与甘草配伍、薤白与瓜蒌配伍等方式，苦甘化咸以发挥咸味的作用。不过，与咸味药的功效相比，苦甘化咸的配伍组合可能既有原来苦味药和甘味药分别的功效，也有一定的咸味功效表达，但程度上会弱一些。同时，并非所有的苦味药与甘味药的组合皆可化合出咸味功效，配伍化合是有特定条件的，需要两者在功效主治上、用量配比上和给药形式上相符，其现代科学实质有待进一步研究。

三、运用"汤液经法图"识方解方的思路

1. 确定方剂锚定的病位病性和治则治法

药证相符，药病相投，方可获得预期的良效。所以，方解的本质，是明确组方与适应证之间的对应关系。运用"汤液经法图"思路，可在五脏虚实辨证框架下，确定方剂锚定的病位和病性。其中，病位以五脏六腑描述，病性以虚实描述。确定了病位病性，即可推导得到相应的治则治法。虚则补之，实则泻之，虚实夹杂则补泻兼施，虚实病证皆可用化味。

例如，四君子汤的适应证为"四肢乏力、神疲倦怠、食少"，根据五脏虚实辨证体系，脾实则腹满飧泄，脾虚则四肢不用，所以，此为脾土虚证。故四君子汤锚定的病位是脾土，病性是脾土虚证。脾土虚证的治则治法为补脾为主，燥脾为辅。经曰：脾德在缓，以甘补之，以辛泻之，以苦燥之。故脾土虚证的治疗方，应以甘味为主，苦味为辅。

2. 确定方剂的配伍结构和主要功效

"汤液经法图"理论首重药味，故明确各组方中药的主导药味，即可确定全方的配伍结构，并且以"药味 1 数目 + 药味 1 + 药味 2 数目 + 药味 2 + 药味 3 数目 + 药味 3 + ……"的形式进行描述。进一步，根据五味补泻治疗体系和各组方中药的具体功效，即可分析得到全方的主要功效。

例如，四君子汤的组方为人参、白术、茯苓和甘草各等分，其中，人参

味甘，白术味苦，茯苓味甘，甘草味甘，故其配伍结构为"三甘一苦"，是一首以甘味为主、苦味为辅的治疗方。根据五味补泻治疗体系，人参补气健脾，白术健脾燥湿，茯苓健脾祛湿，甘草补气缓急，故其主要功效为补脾，功效特点为补气祛湿。

3. 梳理方剂内的五味配伍化合和多功效特点

五行之间存在生克胜复，五味之间存在配伍化合。根据五味配伍化合理论，即可进一步分析特定的药味配伍化合后，对全方配伍结构和主要功效的影响。包括：

第一，五味配伍化合，可用于增强脏腑补泻功能。例如，麻杏石甘汤是用于治疗肺实喘咳的方剂，以辛味麻黄、苦味苦杏仁、甘味甘草和酸味石膏配伍成方，配伍结构为"一辛一苦一甘一酸"。其中，止咳平喘的苦杏仁与祛痰止咳的甘草配伍，一苦一甘，且均可用于咳嗽，故苦甘化咸，即使得全方恰好构成了治疗肺金疾病的"咸－辛－酸"组合，又增强了全方泻肺平喘之功。（图97）

第二，五味配伍化合，用于改变原方的主要功效。例如，桂枝汤以"二辛一酸二甘"配伍成方，用于治疗太阳中风表虚证，属于解表剂。而在桂枝汤基础上，增加芍药用量，增加配伍胶饴的小建中汤，其中的辛味药桂枝、生姜（两者各三两，加起来共六两）与酸味芍药（六两）的配伍联用，二辛一酸，且均可用于脘腹疼痛，故辛酸化甘。这种化合关系，弱化了原方桂枝汤补肝散风寒的作用，强化了新方小建中汤补脾养气血的作用。

第三，五味配伍化合，可用于分析复方的多功效特点。例如，炙甘草汤以"五甘二辛一苦一酸"组方，属于阴阳俱补剂，用于心阴阳俱虚证和虚劳肺痿证。若以辛甘化苦来看，全方就往"苦－酸"方向转化，苦泻心，酸收心，即用于治疗心阴阳俱虚证之心悸怔忡、胸闷胸痛诸症；若以苦甘化咸来看，全方则往"咸－酸－辛"方向转化，咸泻肺，酸补肺，辛散肺，即用于治疗虚劳肺痿证之咳嗽气喘、自汗口干诸症。

四、基于"汤液经法图"的方剂分类

"汤液经法图"是以五脏虚实辨证与五味补泻治疗相结合的辨证论治方法学体系。依据这个方法学体系，可将方剂分为单一脏腑疾病治疗方和脏腑共病治疗方两类，每一类又有补虚为主、泻实为主和补泻兼施 3 种。

1. 单一脏腑疾病治疗方

此类方剂是指治疗适应证以单一脏腑病变为主的、全方主导药味以单一脏腑补泻为主的治疗方。

（1）单纯补虚的治疗方

单纯补虚的治疗方，是指治疗单一脏腑虚证的治疗方。单纯补肝虚的治疗方，主导药味以辛味为主、甘味为辅，例如升阳解表的麻黄附子细辛汤。单纯补心虚的治疗方，主导药味以咸味为主、酸味为辅，例如开胸除痹的瓜蒌薤白白酒汤。单纯补脾虚的治疗方，主导药味以甘味为主、苦味为辅，例如补脾益气的四君子汤。单纯补肺虚的治疗方，主导药味以酸味为主、辛味为辅，例如养阴润肺的二冬膏。单纯补肾虚的治疗方，主导药味以苦味为主、咸味为辅，例如养阴透热的青蒿鳖甲汤。

（2）单纯泻实的治疗方

单纯泻实的治疗方，是指治疗单一脏腑实证的治疗方。单纯泻肝实的治疗方，主导药味以酸味为主、甘味为辅，例如缓急止痛的芍药甘草汤。单纯

上篇　明理篇

泻心实的治疗方，主导药味以苦味为主、酸味为辅，例如清热除烦的栀子豉汤。单纯泻脾实的治疗方，主导药味以辛味为主、苦味为辅，例如行气解郁的越鞠丸。单纯泻肺实的治疗方，主导药味以咸味为主、辛味为辅，例如止咳平喘的泻白散。单纯泻肾实的治疗方，主导药味以甘味为主、咸味为辅，例如清热利水的猪苓汤。

（3）补泻兼施的治疗方

补泻兼施的治疗方，是指同时治疗单一脏腑虚证和实证的治疗方。补泻兼施的治肝方，主导药味以辛酸为主、甘味为辅，例如调和营卫的桂枝汤。补泻兼施的治心方，主导药味以咸苦为主、酸味为辅，例如养血安神的酸枣仁汤。补泻兼施的治脾方，主导药味以甘辛为主、苦味为辅，例如燥湿化痰的二陈汤。补泻兼施的治肺方，主导药味以酸咸为主、辛味为辅，例如清热止咳的麻杏石甘汤。补泻兼施的治肾方，主导药味以苦甘为主、咸味为辅，例如通淋清热的八正散。

2. 脏腑共病治疗方

此类方剂是指治疗适应证以两个及两个以上脏腑共病为主的、全方主导药味以两个及两个以上脏腑同时补泻为主的治疗方。

（1）以脏腑共补为主的治疗方

以脏腑共补为主的治疗方，是指治疗两个及两个以上脏腑同为虚证（或者以虚证为主）的复方。

肝心同补的治疗方，主导药味以辛咸为主、甘酸为辅，例如温阳定悸的桂枝甘草龙骨牡蛎汤。肝脾同补的治疗方，主导药味以辛甘为主、苦为辅，例如益气升阳的补中益气汤。肝肺同补的治疗方，主导药味以辛酸为主，甘为辅，例如滋阴解表的加减葳蕤汤。肝肾同补的治疗方，主导药味以辛苦为主、甘咸为辅，例如温补肾阳的右归丸。心脾同补的治疗方，主导药味以咸甘为主、酸苦为辅，例如补气安神的安神定志丸。心肺同补的治疗方，以咸酸为主、辛为辅，例如止渴除烦的八味知母汤。心肾同补的治疗方，以咸苦为主、酸为辅，例如滋阴息风的三甲复脉汤。脾肺同补的治疗方，以甘酸为主、苦辛为辅，例如补气养阴的生脉散。脾肾同补的治疗方，以甘苦为主、咸为辅，例如益气化湿止带的易黄汤。肺肾同补的治疗方，以酸苦为主、辛咸为辅，例如润燥止咳的养阴清肺丸。

（2）以脏腑共泻为主的治疗方

以脏腑共泻为主的治疗方，是指治疗两个及两个以上脏腑同为实证（或者以实证为主）的复方。

肝心同泻的治疗方，主导药味以酸苦为主、甘为辅，例如息风止痉的镇肝息风汤。肝脾同泻的治疗方，主导药味以酸辛为主、甘苦为辅，例如安蛔厥的乌梅丸。肝肺同泻的治疗方，主导药味以酸咸为主，甘辛为辅，例如平肝止咳的丹青饮。肝肾同泻的治疗方，主导药味以酸甘为主、咸为辅，例如清肝胆湿热的龙胆泻肝汤。心脾同泻的治疗方，主导药味以苦辛为主、酸为辅，例如清热止泻的葛根芩连丸。心肺同泻的治疗方，以苦咸为主、酸辛为辅，例如泻火通便的凉膈散。心肾同泻的治疗方，以苦甘为主、酸咸为辅，例如清热利水的导赤散。脾肺同泻的治疗方，以辛咸为主、苦为辅，例如降逆和胃的大柴胡汤。脾肾同泻的治疗方，以辛甘为主、苦咸为辅，例如清利湿热的三仁汤。肺肾同泻的治疗方，以咸甘为主、辛为辅，例如逐水破结的大陷胸汤。

（3）补泻兼施的治疗方

补泻兼施的脏腑共治方，是指一脏为补、一脏为泻的治疗方，即治疗脏腑共病且一脏为虚证（或者以虚证为主）、另一脏为实证（或者以实证为主）的复方。

举例来看，肝虚合并心实证的治疗方，主导药味以辛苦为主、甘酸为辅，例如辛凉解表的银翘散。肝虚合并脾实证的治疗方，主导药味以辛为主、甘苦为辅，例如化湿和中的藿香正气散。肝实合并肾虚证的治疗方，主导药味以酸苦为主、甘咸为辅，例如滋阴息风的大定风珠。脾实合并心虚证的治疗方，主导药味以辛咸为主、酸苦为辅，例如治心下痞的旋覆代赭汤。心实合并肺虚证的治疗方，以苦酸为主、辛为辅，例如养血安神的天王补心丹。心实合并肾虚证的治疗方，以苦为主、酸咸为辅，例如清营凉血的犀角地黄汤。脾虚合并肺实证的治疗方，以甘咸为主、苦辛为辅，例如泻热和胃的调胃承气汤。

下篇　解方篇

一、肝木治疗方十二首

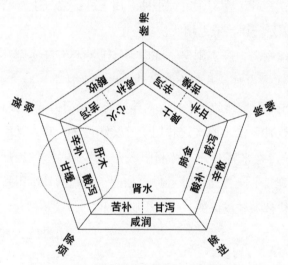

图2 "汤液经法图"中肝木治疗方的定位

　　肝德在散。以辛补之,酸泻之;肝苦急,急食甘以缓之。

——《辅行诀五脏用药法要》

1. 补肝方

桂枝甘草汤

此方源自《伤寒论》，为治气上冲、惊悸之方。

组成：桂枝四两（辛），甘草二两（甘）。

配伍结构：一辛一甘。

功能主治：补肝，升阳，定惊平冲。用于肝虚之气上冲心欲得按、恐惧惊悸等证，常因发汗误治或七情所伤。

方解：肝虚则恐，肝实则怒。肝虚则气上冲心，肝实则胁腹满痛。桂枝甘草汤以辛温桂枝为君，升阳补肝平冲，以甘平甘草为臣，补气缓急止惊，二者相伍，专用于肝虚所致气上冲，为桂枝汤之精简力峻之方。（图3）

阐发：桂枝甘草汤，原文记载用于"发汗过多，其人叉手自冒心，心下悸，欲得按者"，素来将其归于补心阳之方，用于心悸的治疗。然而，"冒"乃上升顶出之意，心下悸也并非心悸，如此，这里的"欲得按"似是气上冲心之象，类似桂枝加桂汤证的"气从少腹上冲心"、茯苓桂枝白术甘草汤证的"气上冲胸"和茯苓桂枝甘草大枣汤证的"奔豚"。此乃桂枝主治证，于药理亦合。同时，肝虚则恐，此处的"心下悸"也应包含惊悸、恐惧之意。冯世纶认为，桂枝甘草汤主治"急剧的气上冲"，黄煌认为，桂枝甘草汤主治"恐惧"，皆合肝虚之理，故此方当为补肝、定惊平冲之经典方。

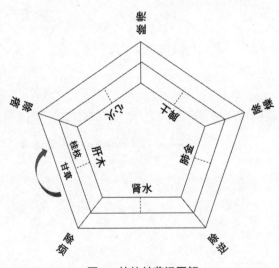

图3 桂枝甘草汤图解

医方图解——以『汤液经法图』解读方剂配伍之秘

麻黄附子细辛汤

此方源自《伤寒论》，为少阴病兼寒饮，或太阳少阴两感病之治疗方。

组成： 麻黄二两（辛），细辛二两（辛），附子一枚（辛苦）。

配伍结构： 三辛。

功能主治： 补肝，升阳，温经散寒。用于肝虚之外寒阳虚证，症见发热、恶寒、头痛和手足不温，或阳虚咳嗽之痰液白稀。

方解： 肝气应春，肝德升阳，肝虚则阳气不升，而生阳虚诸象。麻黄附子细辛汤以三个辛温药构成，麻黄之辛以散寒，细辛之辛以解表，附子之辛以温阳，不用酸收，不加甘缓，纯刚纯烈，以迅速散寒升阳，用于各类外寒阳虚证。辛能补肝，亦能散肺，故亦可用于阳虚外感所致的咳嗽咳痰、痰液色白清稀。（图4）

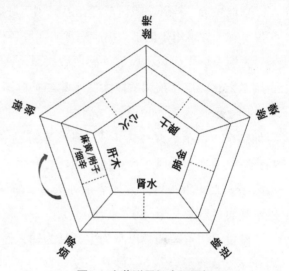

图4 麻黄附子细辛汤图解

阐发： 麻黄附子细辛汤所治之证，素来认为是少阴病兼寒饮，或为太阳少阴两感。现代总结其功效是温阳散寒，治疗阳虚外寒之证。既为散寒，必须升阳，或曰温阳补阳，而五行之水仅藏微阳，但五行之木却正是阳升阳长，故全方辛温升阳，散寒止痛，定位肝木为主。六经体系中，麻黄走太阳经，附子走少阴经。从"汤液经法图"角度看，麻黄为木中木，专入肝木，解表发汗，而附子为木中水，入肾水，升水中阳，故二者名异实同，六经中有五行，五行就是六经。又有细辛为木中金，专于散肺平喘止咳，麻黄亦可宣肺平喘，故而全方亦可用于阳虚外感之咳嗽。

25

川芎茶调散

此方源自《太平惠民和剂局方》，为外风致风寒头痛所设。

组成：川芎四两（辛），荆芥四两（辛），白芷二两（辛），羌活二两（辛），甘草二两（甘），细辛一两（辛），防风一两半（辛），薄荷八两（辛苦）。

配伍结构：七辛一甘。

功能主治：补肝，疏风散寒止痛，用于肝虚之风邪头痛，症见发热恶寒、头晕鼻塞，亦可用于偏正头痛、颠顶头痛等各种头痛和眉棱骨痛。

方解：肝木应风，风邪外感所致头晕、头沉、头痛，均应治肝，而治肝当用辛酸甘。川芎茶调散以大队辛味药补肝疏风为主，一味甘草缓急止痛为辅，用于肝虚表证。川芎行气活血，荆芥、防风祛风解表，羌活散寒祛湿，再加细辛、白芷辛温通窍止痛，薄荷辛凉清利头目，诸辛同用，功效全面，共奏行气活血、祛风通窍止痛之功，适合感风触寒冒露之头痛，亦适合气机出入不利之头重头昏。再加清茶利头目、解腻烦，使清阳上升，浊阴下降，神清气爽自然来。（图5）

阐发：川芎茶调散以辛为主，甘为辅，性味纯烈，直上头目。其中辛味占比很高，故减去一个辛味药，又或是加上一个酸味药，都不会改变全方的主导方向。时人常惧细辛之肾损伤风险，则细辛可去，自有白芷保留其辛温通窍止痛之意。《医方论》谓"细辛善走，诚恐重门洞开，反引三阳之邪内犯少阴""惟虚人宜去此一味"。又有想增加芍药以合芍药甘草汤止痛之用，则酸芍可加，以成补泻兼施之方，而更适合虚实夹杂之久病头痛。

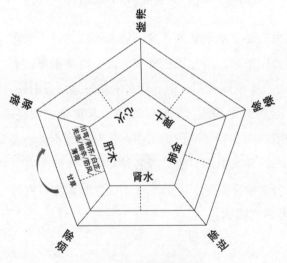

图5 川芎茶调散图解

医方图解——以『汤液经法图』解读方剂配伍之秘

生化汤

此方源自《傅青主女科》，为血虚寒凝、瘀血阻滞之妇科病所设。

组成：当归八钱（辛），川芎三钱（辛），桃仁十四枚（辛），干姜五分（辛），甘草五分（甘）。

配伍结构：四辛一甘。

功能主治：补肝，补血祛瘀，散寒止痛，用于肝虚之血虚血瘀证，症见小腹冷痛、产后恶露不行、痛经。现代亦用于产后子宫复旧不全、胎盘残留、慢性盆腔炎等病，尤以产后疾病多用。

方解：肝藏血，肝肾乃女子先天之本，新产之妇，气血必虚，稍加风寒外感或七情波动，则易生瘀血作痛。生化汤以辛温入血分之药当归、川芎为主，补血生血，活血行血，兼能祛风散寒，最适合血虚寒凝成瘀之证。桃仁辛平，辅助当归川芎以活血，干姜辛温，辅助当归、川芎以散寒，再加甘草补中益气、缓解止痛。全方消瘀血、生新血，乃产后治瘀之经典方，亦为补肝之经典方。（图6）

阐发：生化汤与四物汤比较，少了苦味地黄和酸味芍药，只保留辛温之药。从"汤液经法图"看，酸味泻肝，苦味泻心，皆碍于补肝，故生化汤是四物汤去苦酸加辛甘之品，以彰显其补肝之用，所谓"世以四物汤治产，地黄性寒滞血，芍药微酸无补，伐伤生气，误甚"。临床应用生化汤，只需保证其辛甘之味，便可灵活加减。若血块日久不消，则可酌加辛味之三棱肉桂；若血块已消而有气虚之象，则可酌加甘味之人参、黄芪；若稍有外感头痛，则可酌加辛味之荆芥、防风；若有口渴小便不利，则可酌加甘味之葛根、茯苓，

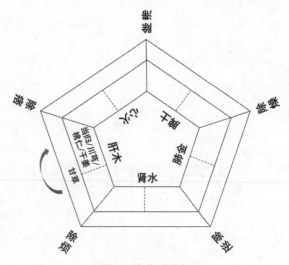

图6 生化汤图解

如此则可保全方补肝之用不变。傅山之加参生化汤、加味生化汤，大抵如是。

生化汤药用辛甘，纯补不泻，四逆汤药用附子、干姜、甘草，亦为辛甘纯补回阳之法，两者极似。故四逆汤回阳救逆，可用于神志昏厥、面色苍白之亡阳证，而生化汤温阳活血，亦可用于分娩后头眩昏晕、不省人事之血晕证。四逆汤侧重于气分，可谓气中生化汤，生化汤侧重于血分，可谓血中四逆汤，其中原理，皆辛甘补肝而已。

暖肝煎

此方源自《景岳全书》，乃新方八阵中热阵之方，用治肝肾寒凝气滞证。

组成：乌药二钱（辛），肉桂二钱（辛），当归三钱（辛），小茴香二钱（辛），枸杞子三钱（甘苦），沉香一钱（辛苦），茯苓二钱（甘），生姜五片（辛）。

配伍结构：六辛二甘。

功能主治：补肝，行气温阳止痛，用于肝虚之寒凝气滞证，症见小腹胀痛、睾丸冷痛、痛经、寒疝、畏寒喜暖等。现代常用于急慢性睾丸炎、精索静脉曲张、前列腺炎等病。

方解：肝虚则气滞，气滞则痛，以辛散之，以甘缓之，故辛散之药可行气止痛。肝脉抵少腹、绕阴器，故寒凝气滞则小腹睾丸俱痛。暖肝煎以六辛联用，乌药顺气散寒，肉桂温经通络，当归活血补血，小茴香温阳行气，沉香温肾纳气，生姜温中止痛，既能温经散寒，又能行气止痛。其中乌药、沉香又入肾经，使药力下达少腹。枸杞子苦甘，能补肾缓肝，茯苓味甘，能泻肾利水，既能平衡辛味药燥烈之性，又利治疗下焦疾病。诸药合用，共奏升阳

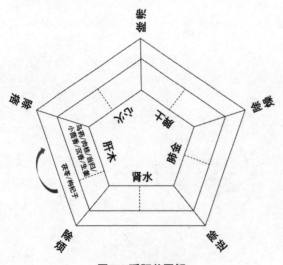

图7 暖肝煎图解

行气、散寒止痛之功。（图7）

阐发： 暖肝煎，方如其名，虽治少腹阴器之病，但脏腑定位仍以肝木为主，治疗用药仍以辛甘为主。《景岳全书》在方后有言曰："如寒甚者，加吴茱萸、干姜，再甚者，加附子。"所加皆为辛温药，足见全方补肝之用。

小活络丹

此方源自《太平惠民和剂局方》，为治风寒湿痹代表方。

组成： 川乌六两（辛苦），草乌六两（辛苦），天南星六两（辛咸），地龙六两（咸），乳香二两二钱（辛），没药二两二钱（辛）。

配伍结构： 五辛一咸。

功能主治： 补肝，祛风除湿，化痰通络。用于肝虚之风寒湿痹证，症见关节肢体筋脉疼痛，屈伸不利，麻木拘挛，舌淡苔白，脉沉紧。现代常用于风湿性关节炎、类风湿关节炎、多发性神经炎、痛风等属风寒湿痹证者。

方解： 肝木主筋，肝木应风。《素问·痹论》谓"风寒湿三气杂至，合而为痹也"，此类疾病以筋脉屈伸不能，关节疼痛为主要症状表现，当属肝木病证。又因其得风寒则剧，得暖温则减，常兼有恶风寒之表证，故其应以肝虚证为主，治疗上应以辛散为主。小活络丹以辛温补肝为主，川乌、草乌相伍，祛风散寒，胜湿止痛，乳香、没药相伍，活血行气，通络止痛，辅以天南星辛咸除滞，辛散风，咸软坚，长于祛经络中风痰，燥湿止痛。同时，地龙味咸，通经活络，祛痰止痉，咸补心以助补肝。诸药配伍，以奏祛风除湿，化痰通络，活血止痛之效。酒性升提，故酒剂更能助其辛温除痹之功。（图8）

阐发： 风寒湿痹之治，一则疏风，二则散寒，三则祛湿，如此之功，非乌头附

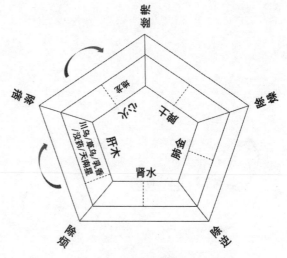

图8　小活络丹图解

子莫属。附子为"木中水"，其味辛苦，其性温热，辛补肝能祛风，苦补肾能燥湿，温热之性能散寒，如此则风寒湿尽除，当为风寒湿痹证治之要药。其余治痹药如羌活、独活、巴戟天之辈，皆与其类似。或曰，筋脉拘挛疼痛，似为肝实，当以酸味泻肝，为何不用芍药甘草之辈？其实，川乌、草乌味中有苦，天南星、地龙味中有咸，且均治关节筋骨病，故苦咸化酸是也，即小活络丹虽无酸味之药，却有酸味之用。若自觉酸味太少，则加减法中增酸增咸，以成补泻兼施即可。

2. 泻肝方

芍药甘草汤

此方源自《伤寒论》，为拘挛疼痛诸证所设。

组成： 白芍（酸），甘草（甘）各四两。

配伍结构： 一酸一甘。

功能主治： 泻肝，缓急止痛，用于肝实之筋脉失濡诸证，症见腿脚挛急，脘腹疼痛，口燥咽干，心烦。现常用于痉挛性疾病如腓肠肌痉挛、面痉挛、肌肉痉挛、胃痉挛等，以及急性疼痛（非器质性）如肋间神经痛、胃痛、腹痛、坐骨神经痛、妇科炎性腹痛、痛经等。

方解： "肝实者，必两胁下痛，痛引少腹。"（《辅行诀》）肝主筋，邪在肝，则胕善瘈。故筋脉拘挛所致疼痛、挛急诸症，当属肝实，应以酸甘为主治之。芍药甘草汤以酸味芍药泻肝止痛，以甘味甘草缓急止痛，一酸一甘，方小力专，为柔筋止痛专方。

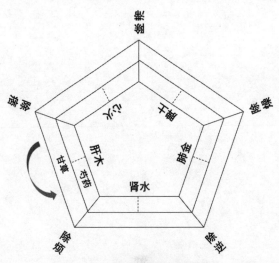

图 9 芍药甘草汤图解

从"汤液经法图"角度看，酸味既能泻肝，亦能补肺、收心，故肺虚所致口燥咽干，心实所致心烦，亦为酸味主治。故芍药甘草汤亦可用于咽干心烦诸症。（图9）

阐发：《伤寒杂病论》原文载"伤寒，脉浮，自汗出，心烦，微恶寒，脚挛急，反与桂枝汤，欲攻其表，此误也……若厥愈、足温者，更作芍药甘草汤与之，其脚即伸"，可知芍药甘草汤与桂枝汤作用不同。从"汤液经法图"角度看，桂枝汤以补肝为主，而芍药甘草汤专用于泻肝，二者实相反也。历代医家认为其用于厥阴肝胆阴血不足，肝风内动，再加中气不足，肝气乘脾而致筋急，为益阴剂或补益剂，亦不离此意。后世医家对本方应用多有扩展，如以芍药泻肝敛肺，甘草缓急止咳，以治痉咳之证，症见咳声不断，时作时止。又如以味酸白芍补肺生津，味甘甘草培土健脾，以治阴虚便秘，症见便干口干，小便清长。

失笑散

此方源自《太平惠民和剂局方》，为活血散结止痛之剂。

组成：五灵脂（酸）、蒲黄（甘）各等分，酽醋熬膏。

配伍结构：二酸一甘。

功能主治：泻肝，活血化瘀，散结止痛。用于肝实之瘀血阻滞证，症见心胸刺痛、脘腹疼痛，或产后恶露不行，或痛经闭经。现代常用于慢性胃炎、慢性胰腺炎、冠心病、子宫内膜异位症等见于上述证候者。

方解：肝病者，若胁痛腹痛，则为肝实病证之瘀血阻滞，法当泻肝活血，祛瘀止痛。而泻肝当以酸甘为主。失笑散以酸味五灵脂为君，通利血脉，配以甘味蒲黄，

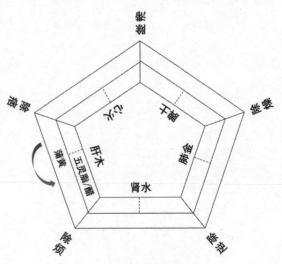

图 10　失笑散图解

散瘀止血，再加酸味醋醋。诸药相伍，酸泻肝，甘缓肝，活血止痛，化瘀散结，用于瘀血阻滞诸症，兼有止血之功。（图10）

阐发：五灵脂之酸，原因有二。其一，五灵脂乃复齿鼯鼠之干燥粪便，善活血止痛，用于妇科血瘀诸症，常见脘腹疼痛诸症。《本草汇言》言其"味甘酸，气平，无毒"，《本经逢原》言其"苦酸，寒，小毒"，均含酸味。其二，五灵脂临方常用醋制，先喷淋米醋，再炒制微干，此乃增酸泻肝之意。

3. 补泻兼施方

桂枝汤

此方为《伤寒论》第一方，为太阳中风表虚所设。

组成： 桂枝三两（辛），芍药三两（酸），生姜三两（辛甘），甘草二两（甘），大枣十二枚（甘）。

配伍结构： 二辛一酸二甘。

功能主治： 补肝为主（补中有泻），发汗解表，调和营卫，用于肝木虚实夹杂之中风表虚证，症见汗出恶风、鼻鸣、头痛。亦可用于脾土虚实夹杂之呕吐证，症见恶心呕吐、脘腹不舒、不思饮食。

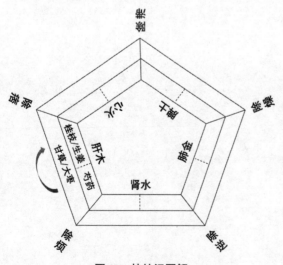

图11 桂枝汤图解

方解： 外感六淫之风、寒、暑、湿、燥、火，其中风邪应木应肝，故外风侵袭则肝木受之，症见恶风汗出、鼻鸣咽干、翕翕发热，虚则汗出，实则头目痛，虚实夹杂则诸症俱现。《辅行诀》曰："肝德在散，以辛补之，酸泻之，甘缓之。"桂枝汤以"二辛一酸二甘"成方，辛主酸辅甘佐，正合肝木虚实夹杂之内外诸证。

其中，桂枝、生姜辛温解表散寒，甘草、大枣补中缓急，芍药酸寒收敛，有发有收，有寒有热，用于太阳中风有汗之表证。又《辅行诀》曰："脾德在缓，以甘补之，辛泻之，苦燥之。"桂枝汤以辛甘味为主，甘草、大枣味甘补脾益气，生姜味辛泻脾止呕，桂枝味辛能温中，芍药味酸能和营，故二者配伍，辛酸化甘入脾补脾。若以此角度看，则桂枝汤亦可当做脾胃病方，用于治疗脾土之虚实夹杂证，症见恶心干呕、不思饮食和脘腹不舒。（图11）

阐发： 桂枝汤属解表之剂，以表散为功，既要表散，辛甘即可，又何必佐酸芍？既有芍药，当不全为表散，而以散中有敛，发中有收，此乃补泻兼施之剂，而非纯补纯泻。《医方集解》谓其"不专于发散，又以行脾之津液而和营卫者"，即是此意。若要专于发散，则加辛减酸，去芍药而加麻黄、细辛、荆芥、防风等一众辛散药即可。若要保留桂枝汤发散之意，则芍药量不可大，加减时不可过度增加苦酸清热药。

肝脾之治，同以辛甘，差于苦酸。仲景用桂枝汤治肝，用小建中汤治脾，而小建中汤除加甘味饴糖外，又加芍药用量，何也？桂枝汤辛多酸少，辛主酸辅，是以补肝。而小建中汤以甘补为主，辛酸皆为辅，而辛酸可化甘，故增加酸味芍药用量，以等量的桂枝、生姜之辛与芍药之酸化合为甘，以增强小建中汤补脾益气之功。仲景配伍之妙，由此可见一斑。

当归四逆汤

此方源自《伤寒论》，为血虚而寒凝经脉所设。

组成： 当归三两（辛），桂枝三两（辛），芍药三两（酸），细辛三两（辛），甘草二两（甘），通草二两（甘），大枣二十五枚（甘）。

配伍结构： 三辛一酸三甘。

功能主治： 补肝为主

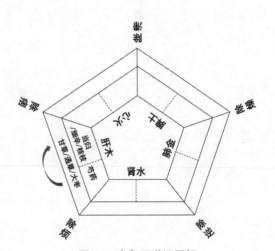

图12 当归四逆汤图解

（补中有泻），养血合营，温通经脉，用于肝木虚实夹杂之血虚兼寒凝证，症见手足厥寒，或腰、股、腿、足、肩臂疼痛，或月经不调，脘腹冷痛。

方解： 肝木者，其华在爪，其充在筋，以生血气。肝虚则气血不足，筋脉不利，易受寒而致经脉不通、手足厥冷、肢体疼痛。此证当以辛味药补之温之，以酸味药泻之润之。当归四逆汤以辛温入血之当归为主，补血活血，温通经脉。桂枝辛温，助当归活血通脉，细辛辛温，助当归温经散寒，芍药酸寒，助当归养血和血。同时，佐以甘味通草通脉止痛，大枣益气补血，甘草缓急止痛。全方补血充营，补中有泻，补而不滞，温经通脉，诸症得解。（图12）

阐发： 当归四逆汤是桂枝汤去辛味生姜，加辛味当归、细辛，再加甘味通草而成。补肝之治，辛甘为之主，桂枝汤组方结构为"二辛一酸二甘"，辛主酸辅甘佐，当归四逆汤组方结构为"三辛一酸三甘"，仍以辛甘为主，且加重辛甘养血之药，增强补肝缓肝之力，使得全方由辛甘解表转为辛甘补血入里。方中仍加一味芍药，补中有泻，取其补而不滞，更符合肝虚寒凝虚实夹杂之病机。

四逆散

此方源自《伤寒论》，为疏肝理气的常用方。

组方： 甘草（甘），枳实（酸辛），柴胡（辛酸），芍药（酸）各十分。

配伍结构： 二酸一辛一甘。

功能主治： 泻肝兼补肝，疏肝理气，透邪解郁。用于肝木虚实夹杂之四逆证，症以手足不温为主，或烦，或悸，或小便不利，或腹中痛，或泄利下重。现代常用于肠胃炎、肝纤维化、慢性胆囊炎、内分泌紊乱等病见上述证候者。

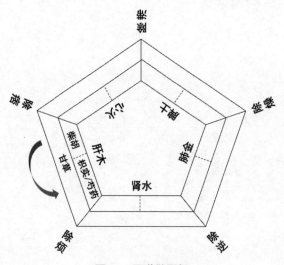

图13　四逆散图解

方解：四逆散主治所谓四逆证，以四肢不温为主要表现，与筋脉拘挛、阻滞气血运行密切相关，此为肝实合并肝虚之证。气滞腹痛所以肝实，阳气不达所以肝虚，治疗应补泻兼施，辛味与酸味配合治之。四逆散方中有两个酸味药，白芍味酸泻肝，敛阴养血柔肝，枳实味酸亦可泻肝，理气解郁，泄热破结；同时用柴胡辛中有酸，升发阳气，疏肝解郁，透邪外出；再以甘味甘草，调和药性，缓肝之急，全方以酸味为主，辛味为辅，共奏透邪解郁，疏肝理气之效。同时，全方以酸味为主，除泻肝之外，亦可补肺收心，故又有敛肺止咳、养阴定悸、涩肠止泻之功，故能治疗心烦心悸、小便不利，腹泻等症状。（图13）

阐发：四逆散以酸甘成方，酸能泻肝，甘能补脾，故其能调和肝脾，用于肝木克脾土所致的肝强脾弱。若要增加健脾之意，可增甘味人参、茯苓之类，健脾益气祛湿；若要增加行气之意，可增辛味陈皮、木香之类，总不离辛酸甘。四逆散临证应用加减，亦多以辛酸甘为主：若悸者，为肝气虚，气上冲心之症，可加用辛味桂枝，补肝平冲；若咳者，可加酸味五味子，补肺止咳；若小便不利者，可加甘味药茯苓，淡渗利湿；若腹中痛者，可加辛味附子，补肝助阳。

柴胡疏肝散

此方源自《证治准绳》，为治疗肝郁气滞证之代表方。

组成：柴胡二钱（辛酸），陈皮二钱（辛酸），川芎一钱半（辛），枳壳一钱半（酸辛），芍药一钱半（酸），香附一钱半（辛），甘草五分（甘）。

配伍结构：四辛二酸一甘。

功能主治：补肝为主

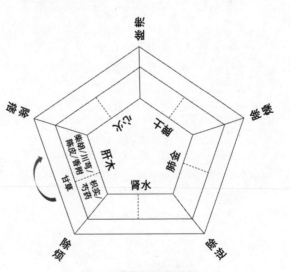

图14　柴胡疏肝散图解

（补泻兼施），理气止痛，用于肝木虚实夹杂之肝郁气滞证。症见胁肋胀痛、脘腹胀痛、嗳气、善太息，或往来寒热，脉弦。现代常用于慢性胃炎、慢性胆囊炎、肋间神经痛、围绝经期综合征等。

方解：肝木主升，调节人体气机，肝虚则气机升降异常，肝实则胸胁脘腹胀痛。《辅行诀》曰："肝德在散，以辛补之，以酸泻之，以甘缓之。"柴胡疏肝散辛酸甘同用，用于肝木虚实夹杂之气滞胁痛诸症。其中，柴胡与陈皮味辛补肝，行气解郁，调理气机，配以辛味川芎，行气活血，辛味香附，行气止痛，构成全方补肝理气之源。白芍味酸，泻肝柔肝，养血止痛，枳壳味酸，泻肝降逆，消胀导滞，形成全方泻肝降逆之用。再配以甘草缓急止痛，诸药合用，攻补兼施，适用于肝木虚实夹杂之气滞痛症。（图14）

阐发：柴胡疏肝散为肝木虚实夹杂证治之基础方，与川芎茶调散相比，减辛加酸，与四逆散相比，加辛减酸，正合补泻兼施之意。《方剂学》谓其"一疏一敛，调理气机"，类似桂枝汤之"调和营卫"，所言非虚。本方加减之法，亦不离辛酸，胁痛甚所加之延胡索、川楝子为辛，腹胀积食所加之枳实、山楂为酸。

二、心火治疗方八首

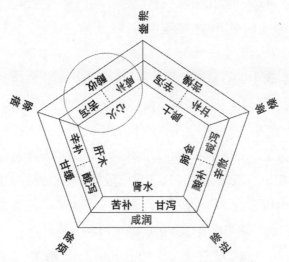

图15 "汤液经法图"中心火治疗方的定位

心德在奂。以咸补之，苦泻之；心苦缓，急食酸以收之。

——《辅行诀五脏用药法要》

瓜蒌薤白白酒汤

此方源自《金匮要略》，为痰阻气滞之胸痹所设。

组成： 瓜蒌实一枚（甘），薤白半升（苦）。

配伍结构： 一甘一苦，或二咸（苦甘化咸）。

功能主治： 补心，通阳散结，行气祛痰，用于心虚之胸痹病（胸阳不振，气滞痰阻证），症见胸中闷痛，甚至胸痛彻背，喘息咳唾，短气。现代常用于治疗冠心病。

方解： 心居胸中，心包络围护其外，故心胸内痛，胸胁满闷诸症，当属心病。《辅行诀》所载小补心汤与小泻心汤皆治胸痛，前者为"胸痹不得卧、心痛彻背"，后者为"心中卒急痛、胁下支满"，故心阳不振所治胸中闷痛短气，当以心虚为主。心虚则当补心，而咸味补心。瓜蒌薤白白酒汤以甘味瓜蒌与苦味薤白配伍，瓜蒌宽胸行气，化痰散结，薤白理气宽胸，通阳散结，二药均可用于胸痹之治，故配伍之后，苦甘化咸补心，既能振胸阳，又化阴寒痰浊，通畅气机，用于胸痛喘息诸症。（图16）

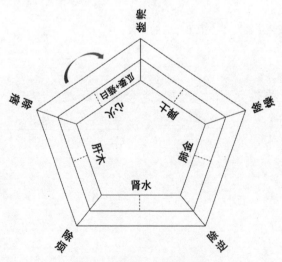

图16　瓜蒌薤白白酒汤图解

阐发:《金匮要略》主胸痹证之方剂有三，即瓜蒌薤白白酒汤、瓜蒌薤白半夏汤、枳实薤白桂枝汤。三方基本病机皆为心阳不足，痰气互结，不同之处在于痰浊和气滞各有侧重。瓜蒌薤白白酒汤主痰浊气滞轻证，为胸痹基础方。瓜蒌薤白半夏汤，加辛咸之半夏，燥湿化痰，消痞散结，用于胸痹加

医方图解——以『汤液经法图』解读方剂配伍之秘

重之"不得卧"。从"汤液经法图"角度看，辛咸除滞，化痰散结，正为《辅行诀》中的"小补心汤"。枳实薤白桂枝汤则又增气从胁下冲逆，上攻心胸之症，故加咸味厚朴，宽胸下气；酸味枳实，降气除满；辛味桂枝，通阳降气，正合《辅行诀》大补心汤组方之意。

2. 泻心方

栀子豉汤

此方源自《伤寒论》，为治疗虚烦不得眠者所设。

组成：栀子十四枚（苦），香豉四合（酸辛）。

配伍结构：一苦一酸。

功能主治：泻心，宣泄郁热，用于治疗心实之虚烦不寐，常见于伤寒发汗，吐下后，虚烦不得眠，甚则反复颠倒，心中懊侬、胸脘痞闷等症状。现代常用于治疗失眠。

方解：心属火，主神明，心实则火旺，烦躁面赤，胸胁痞满，怔忡悸动。故虚烦不寐、懊侬不安诸症，当以心实为主。《辅行诀》曰："心德在耎，以咸补之，以苦泻之，以酸收之。"故应以苦酸为主治之。栀子豉汤以苦味栀子泻心为主，清热除烦，以香豉之酸辛，一则收心安神，一则宣透郁热。两药联用，以苦为主，以酸为辅，泻心收心，祛烦清热安神。（图17）

阐发：《伤寒论》在栀子豉汤方后又附栀子厚朴汤方。栀子厚朴汤主治"伤寒下后，心烦、腹满、卧起不安者"，系在栀子豉汤基础上，将酸味宣透郁热药豆豉换为酸味

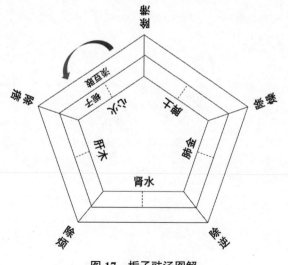

图17 栀子豉汤图解

破气散痞药枳实，并加用咸味消痰下气药厚朴，以成苦酸咸同用之治心方。同时，枳实与厚朴皆能行气除满，故二者配伍，酸咸化辛以散肺（肺与大肠相表里），用于气滞大肠所致的腹满，此为栀子厚朴汤主治证中"腹满"的由来。所以，从"汤液经法图"角度看，栀子豉汤为心火治疗方，而栀子厚朴汤为心肺同治方。

黄连解毒汤

此方源自《外台秘要》引崔氏方，为清热解毒的常用方。

组成： 黄连（苦）三两，黄芩（苦），黄柏（苦）各二两，栀子（苦）十四枚。

配伍结构： 四苦。

功能主治： 泻心，泻火解毒，用于心实之三焦热毒证，症见大热烦躁、口燥咽干，错语不眠，或热病吐血、衄血，或热甚发斑，身热下痢，湿热黄疸，痈疽疔毒，小便赤黄，舌红苔黄，脉数有力。现代常用于细菌性痢疾、病毒性肝炎、败血症、流行性出血热等病见上述证候者。

方解： 心属火，主神明，开窍于舌，心实则火热上扰，《辅行诀》谓"心胞气实者，则胸胁支满，心中澹澹然大动，面赤目黄，喜笑不休，或吐衄血"。故三焦热盛之烦躁不眠、口舌生疮、身热目黄、吐血衄血诸症，当属心实。心实当泻心，苦味能泻心，故应以苦味为主治之。黄连解毒汤以四种苦味药为主，黄连味苦，清热泻火，黄芩味苦，清热解毒，黄柏味苦，清热燥湿，再合苦味栀子，清利三焦火热，导热下行。诸药联用，纯用苦味泻心，

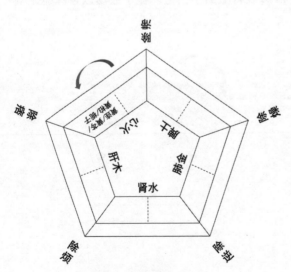

图18 黄连解毒汤图解

以收清热泻火止血之功。同时，苦味不仅能泻心火，还能燥脾湿，故湿热邪气相兼所致湿热黄疸、湿热下利、湿热痢疾和湿热尿黄，亦可治之。（图18）

方论： 本方与三黄泻心汤不同，黄连解毒汤单用苦味药以导三焦火热下行，功专泻心，故病机明确，是心实证，火热壅盛之象。且该方药味单一，未用咸味、酸味等药物兼顾补心或缓急之用，直折心火，故久服或过量易伤脾胃，非火盛者不宜使用。而三黄泻心汤用苦味黄连、黄芩加咸味大黄组成，虽以泻心为主，但同时兼有补心泻肺（大肠）之用，以泻代清，当有所区别。

清瘟败毒饮

此方出自《疫疹一得》，为治疗气血两燔证之代表方。

组成： 生石膏八两（酸），生地黄一两（苦），水牛角八钱（苦咸），栀子四钱（苦），桔梗四钱（苦辛），黄芩四钱（苦），知母四钱（苦咸），赤芍四钱（苦酸），玄参四钱（苦），连翘四钱（苦），甘草四钱（甘），牡丹皮四钱（苦），竹叶四钱（苦）。

配伍结构： 十苦一酸一辛一甘，或十二苦一酸（辛甘化苦）。

功能主治： 泻心，泻火凉血解毒，用于心实之气血两燔证，症见壮热大渴、心烦狂躁、谵语神昏、斑疹吐衄、四肢抽搐等。现代常用于治疗败血症、流行性感冒等病见上述证候者。

方解： 心属火主神明，火与神明之症皆当治心。故壮热谵语属心，心烦狂躁亦属心，心虚则血气少、心悸善悲，心实则面赤目黄、躁烦吐衄。故气血两燔证之热毒实证表现，当为心实，法当泻心。《辅行诀》曰："心德在耎，以咸补之，以苦泻

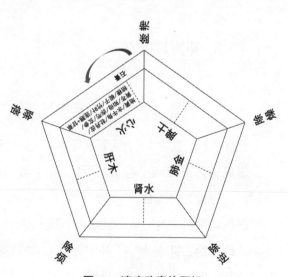

图19 清瘟败毒饮图解

之，以酸收之。"清瘟败毒饮重用苦味泻心，十苦联用，清热凉血解毒。一苦为生地黄清热凉血，二苦为水牛角凉血定惊，三苦为栀子清热解毒，四苦为桔梗消痰下气，五苦为黄芩清热泻火，六苦为知母清热生津，七苦为赤芍活血凉血，八苦为玄参养阴清热，九苦为牡丹皮凉血化瘀，十苦为竹叶清热除烦。配以辛味连翘，疏散风热，甘味甘草，清热解毒，二者皆可用于热证，故辛甘化苦，亦可作泻心之用。最后以酸味石膏清热生津，收敛浮越之火，安神定惊。诸药合用，共奏泻火凉血、清热定惊之功。（图19）

阐发：心火实证则烦热吐衄，泻心当以苦为主，酸为辅，咸味可有可无，但凡治疗身热谵语、心烦口渴、吐衄斑疹之血分热证，无论是黄连解毒汤、犀角地黄汤、清营汤还是清瘟败毒饮，皆以此理成方，差别只在此苦药与彼苦药、二苦药与三苦药而已。例如，犀角地黄汤只有水牛角、生地黄与牡丹皮之苦，而清营汤与清宫汤则多加玄参、竹叶之苦。犀角地黄汤以芍药为酸，清营汤以麦冬为酸，而清瘟败毒饮则以石膏为酸，无论何酸，皆可收心定惊，并各有功效之长。但安宫牛黄丸与此不同。安宫牛黄丸有泻有补，有苦有辛，除泻心之外亦有牛黄、麝香、郁金、冰片之类补肝开窍。而上述解毒败毒诸方，虽偶有连翘、金银花辛凉之品，但毕竟力弱，故犀角地黄汤、清瘟败毒饮之类，只宜用于心火实证，而不宜用于心肝共病之虚实夹杂证。

3. 补泻兼施方

黄连阿胶汤

此方源自《伤寒论》，为治少阴病"心中烦、不得卧"之主方。

组成：黄连四两（苦），黄芩二两（苦），芍药二两（酸），鸡子黄二枚（咸甘），阿胶三两（甘）。

配伍结构：二苦一咸一甘一酸，或三咸一苦一酸（苦甘化咸）。

功能主治：补心为主（补中有泻），清热养阴，交通心肾。用于心虚实夹杂之虚热不寐，症见心烦不得眠、多梦、口干咽燥、头晕耳鸣诸症。

方解：心主神明，心主血脉，心虚则血气少，心实则吐衄血。心虚则以咸补之，心实则以苦泻之，无论心虚还是心实，均可以酸收之。黄连阿胶汤以咸甘之鸡子黄，补心润燥养阴，以苦味药黄连、黄芩，泻心清热除烦；且苦味药黄连与甘味滋补药阿胶配伍联用，一苦一甘，且均可用于心烦及吐衄

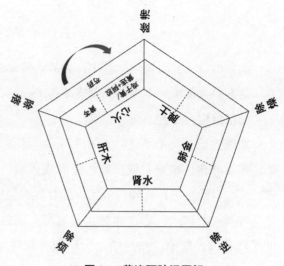

图 20　黄连阿胶汤图解

血，故苦甘化咸可补心；再配以芍药酸收敛心火。诸药合用，补中有泻，一则养血补血安神，一则清热除烦安神，用于虚烦失眠，正合补心为主、补中有泻之意。（图20）

阐发：世人皆谓黄连阿胶汤交通心肾，何为交通心肾？以"汤液经法图"观之，苦味入心泻心，入肾补肾，心火在上不能下则苦泻之，肾水在下不能上则苦补之，故苦味药能下在上之心火，能上在下之肾水，故为交通心肾也。或曰，交通心肾之方，皆以苦为主。苦寒之黄连、黄芩，清热泻心火，令心火与肾水交，此乃交通心肾。苦温之巴戟、附子，温肾升阳气，令肾水与心火交，此亦乃交通心肾，故交通心肾之意，当不止于黄连阿胶汤与交泰丸。

对于黄连阿胶汤补心之意，从《辅行诀》所载二旦四神汤亦可得证。从组方及功效看，黄连阿胶汤乃小朱雀汤，用于天行热病，或曰心气不足所致的内生烦热和下利脓血。纵观四神汤、小青龙以辛补肝为主，小白虎汤以酸补肺为主，小玄武汤以苦补肾为主，故小朱雀汤应以咸补心为主，如此则五行补泻逻辑乃成。

三黄泻心汤

此方出自《金匮要略》卷中，为清热解毒的常用方。

组方：大黄（咸）二两，黄连（苦）一两，黄芩（苦）一两。

配伍结构：二苦一咸。

功能主治：泻心为主（泻中有补），凉血止血。用于心虚实夹杂之血热证，症见吐血、衄血；或湿热内蕴而成黄疸，胸痞烦热；或积热上冲而致目赤肿痛，口舌生疮；或外科疮疡，见有心胸烦热，大便秘结者。

方解：心属火，心主血脉，心实则火盛血热，血热妄行则有出血，血热上扰则有目赤口疮，血热结于胸中则有胸痞烦热，血热蕴于肌肤则有疮疡。故血热诸症，当以心实为主，法当泻心。《辅行诀》曰："心德在耎，以咸补之，以苦泻之，以酸收之。"三黄泻心汤用苦味药黄芩和黄连为主，泻心祛火，清热燥湿、泻火解毒，同时加用咸味大黄，补心软坚，泻血分实热以止血，配合而成"二苦一咸"的结构，泻中有补，共奏清热解毒、泻火通便、凉血止血的作用。（图21）

阐发：大黄味咸，源于《辅行诀》二十五味药精，其为"火中木"，故主导药味为咸味。《金匮要略》谓本方主治"心气不足"之证，故用"二苦一咸"，泻中有补，用咸味药大黄取补心之用，且其用量为两个苦味药之和，此乃三黄泻心汤与黄连解毒汤的主要区别。三黄泻心汤泻中有补，咸味药大黄之用，既有补心之功，同时兼有泻肺，清泻大肠实热之效，对于三焦实热兼有大便秘结等症状，三黄泻心汤较黄连解毒汤为佳。

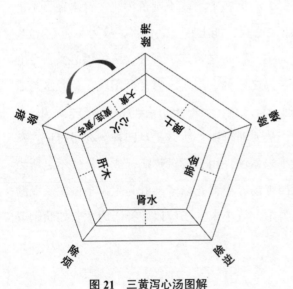

图21 三黄泻心汤图解

十灰散

此方源自《十药神书》，为治上部出血所设。

组成： 大蓟（苦甘）、小蓟（苦甘）、荷叶（苦）、侧柏叶（苦）、白茅根（苦甘）、茜根（苦）、山栀（苦）、大黄（咸）、牡丹皮（苦）、棕榈皮（苦酸）各等份烧灰。

配伍结构： 九苦一咸。

功能主治： 泻心为主（泻中有补），凉血止血，用于心实之出血证，症见咳血、吐血、衄血，血色鲜红。

方解： 心气实者，火气上冲，损伤血络，迫血旺行，则吐血衄血。《辅行诀》曰："心德在耎，以咸补之，以苦泻之，以酸收之。" 十灰散以大队苦味药泻心清热、凉血止血，其中，大蓟、小蓟苦甘，凉血止血，活血祛瘀；荷叶、侧柏叶、白茅根、茜根苦寒，增凉血止血之功；山栀、牡丹皮味苦，清热凉血；棕榈皮苦酸，专收敛止血，又合大黄味咸，泻火清热，活血化瘀，使凉血止血而不留瘀。十药烧炭，意在增强收敛止血之功，诸药配伍，共成清凉收涩止血。（图22）

阐发： 十灰散集诸苦寒涩血、散血行血之品，性味苦寒下行，降火收涩力速，可作应急止血之用。临床加减，可视具体情况调整。若血热较甚者，可重用苦味栀子、咸味大黄，或加用苦味牛膝、咸味代赭石清热凉血，泻热下行。对于出血势缓者，亦可用四生丸《杨氏家藏方》，本方以四味苦味药生柏叶、生地黄、生荷叶、生艾叶凉血止血，全方仍以苦味泻心为主。故对心实证之吐血、衄血等出血之症，锚定苦味泻心为主，在此基础上，随证加减若干

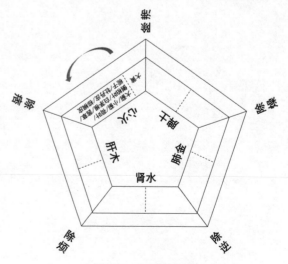

图22 十灰散图解

咸酸苦之药，即可配伍成方。

朱砂安神丸

此方源自《医学发明》，为重镇安神代表方剂。

组成： 朱砂半两（咸苦），黄连六钱（苦），炙甘草五钱半（甘），当归二钱半（辛），生地黄二钱半（苦）。

配伍结构： 二苦一咸一辛一甘，或四苦一咸（辛甘化苦）。

功能主治： 泻心为主（泻中有补），重镇安神，用于心火虚实夹杂之不寐，症见心烦神乱、惊悸怔忡、失眠多梦、舌红苔薄黄等。现代常用于神经衰弱、神经性头痛、精神抑郁症、精神分裂症见上述证候者。

方解： 诸躁狂越，疼酸惊骇，皆属于火，故惊悸烦躁类病证当从心火论治。心虚则血气少，心实则胸胁支满、心中大动，故有心烦神乱、惊悸怔忡之象，当属虚实夹杂。心虚则悲不已，实则笑不休，喜怒无常之精神疾患当属虚实夹杂。咸味补心，苦味泻心，酸味收心，故心病之补泻兼施当以苦咸为主，以酸为辅。朱砂安神丸以朱砂苦咸为主，既能补心又能泻心，一则安神定悸止癫狂，一则泻火解毒平心火；配以黄连与地黄之苦，清热泻火，凉血生津，增强朱砂泻心清热之功；辅以辛味当归，滋养心血，活血通经，甘味甘草，补益心气，缓急定悸。同时，辛味当归与甘味甘草配伍，一辛一甘，且两者均可用于心悸心慌，故而辛甘化苦，气血同调，增强泻心定悸之功。诸药共用，以奏安神定悸、清热养血之效。（图23）

阐发： 朱砂安神丸之君药，在于朱砂，其质地坚硬，色红无味，常用于重镇安神。朱砂之味，《神农本草经》和现行药典皆定为甘味，但以"汤液经法图"体系看，甘味

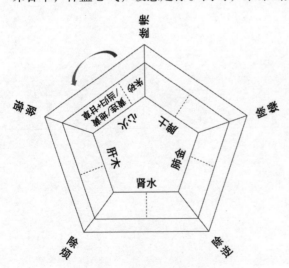

图23 朱砂安神丸图解

能缓肝止痉，补脾益气，泻肾利水，而细数朱砂之效，竟无一能与此相匹配。反之，朱砂能安神定惊止癫狂，此乃咸味补心之效，还能清热解毒治疮疡，此乃苦味泻心之效，而朱砂色红亦配属于心，故舍甘之味，从咸苦之味，入心治心。

朱砂安神丸以"二苦一咸一辛一甘"组方，其中辛甘化苦，可增强苦味泻心之功；或苦甘化咸，以增强咸味补心之用。故其补泻兼施之定位，一则来源于朱砂之苦咸，二则来源于苦咸中药之配伍，三则来源于辛甘化苦或苦甘化咸之配伍化合。《方剂学》谓其用于"心火亢盛、阴血不足"之证，其中心火亢盛为实，阴血不足为虚，也合虚实夹杂之意。朱砂安神丸以苦咸配伍为主，未用酸味药，酸味收心，虚实皆可用，故其配伍加减，可增酸枣仁、麦冬、珍珠母之酸，敛阴定悸。

三、脾土治疗方十六首

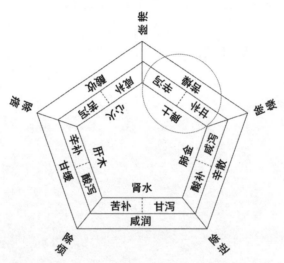

图24 "汤液经法图"中脾土治疗方的定位

脾德在缓。以甘补之，辛泻之；脾苦湿，急食苦以燥之。

——《辅行诀五脏用药法要》

1. 补脾方

四君子汤

此方出自《太平惠民和剂局方》，为补脾气基础方。

组成： 人参（甘）、白术（苦）、茯苓（甘）、甘草（甘）各等分。

配伍结构： 三甘一苦。

功能主治： 补脾，益气燥湿，用于脾虚之中气虚证，症见四肢无力、神疲倦怠、食少便溏、语言低微、舌淡苔白。现代常用于慢性肠胃炎、慢性肝炎、慢性胰腺炎等消化系统疾病。

方解： 脾乃后天之本，脾虚则四肢无力，神疲倦怠。《辅行诀》曰："脾德在缓，以甘补之，以辛泻之，以苦燥之。"四君子汤以三个甘味药为主，补脾健脾，首以人参大补元气、安神益智，再以甘草健脾和中、补虚缓急，三以茯苓甘淡健脾、渗湿利水，共成益气健脾之势。脾喜燥恶湿，同时以苦味白术祛湿燥湿，改善脾气运化之环境，助脾健脾。诸药合用，甘苦为主，纯补不泻，用于单纯脾虚证。（图 25）

阐发： 四君子汤与理中汤，组成极似，功效相近。人参为君，前者臣以茯苓，长于祛湿，后者臣以干姜，更善温中。仅此而已乎？不然。茯苓甘淡，属土。干姜辛温，属木。甘味补脾，而辛味泻脾，甘辛之别，实属或补或泻之巨大差异。四君子汤三甘一苦无辛，纯补不泻，故其仅用于脾虚之倦怠乏力。而理中汤二甘一苦一辛，补中有泻，故其可用于脾虚之倦怠乏力，亦可用

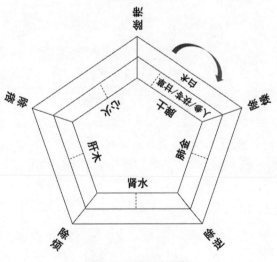

图 25 四君子汤图解

于脾实之呕吐下利，即脾土之虚实夹杂证。故，四君子汤不治呕而理中汤治呕，以"汤液经法图"示之，一目了然。

2. 泻脾方

越鞠丸

此方出自《丹溪心法》，用于治疗六郁证。

组成： 香附（辛），川芎（辛），栀子（苦），苍术（苦），神曲（辛甘）。

配伍结构： 三辛二苦。

功能主治： 泻脾，行气解郁，用于脾实之脾胃气郁证。症见脘腹胀痛、胸膈痞闷、嗳腐吞酸、恶心呕吐、饮食不消等。现代常用于慢性胃炎、慢性肠炎、胃及十二指肠溃疡、胃神经症、慢性肝炎、慢性胰腺炎等疾病。

方解： 脾胃乃运化之器，水谷精微生化之地，应有常有节。若饮食不节，或暴饮暴食，或喜怒无常，则运化之气上下失常，饮食水谷皆积于中焦而成脾实。脾实者，腹满胸痞也，上则嗳腐吞酸，甚则呕哕，下则腹泻，所谓脾胃气郁证。《辅行诀》曰："脾德在缓，以甘补之，以辛泻之，以苦燥之。"故越鞠丸以三辛泻脾为主，一辛为香附行气疏郁，二辛为川芎行血解郁，三辛为神曲消食化郁，配以苦味栀子清热解郁，苦味苍术燥湿解郁，诸药等分，辛泻苦燥，共治六郁。（图26）

阐发： 越鞠丸辛苦配伍，治在脾土，是纯泻脾土之方，无补脾之力，只有神曲略带甘味，故脾胃虚弱者不宜用。又辛能补肝升阳，川芎香附，行气活血，故亦可用于脾胃湿滞兼有肝郁气滞。又苦能

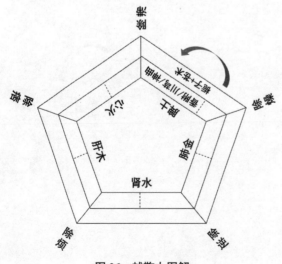

图26 越鞠丸图解

医方图解——以『汤液经法图』解读方剂配伍之秘

泻心清热，栀子善清三焦火热，但方中温性药尚多，故其清热之力弱。越鞠丸加减之法，当不离辛苦。血瘀明显者加当归、丹参，乃加辛；痰湿明显者加陈皮、半夏，亦加辛；热郁明显者加黄连、黄芩，乃加苦；气郁明显者加厚朴、枳实，乃酸咸化辛。合并脾虚者可略加甘，如茯苓、党参，但需少于辛味药，保证全方以泻脾为主。

左金丸

此方源自《丹溪心法》，为清脏腑热的常用方。

组成：黄连（苦）六两，吴茱萸（辛）一两或半两。

配伍结构：一苦一辛。

功能主治：泻脾，清热止呕，用于脾实之肝火犯胃证，症见胁肋疼痛，嘈杂吞酸，呕吐口苦，舌红苔黄，脉弦数。现代常用于急慢性胃炎、胃及十二指肠溃疡等疾病见上述证候者。

方解：脾实则腹中胀满，干呕，不能食，欲利而不得，或下利不止。左金丸证虽在肝郁化火，但其临证表现均以胃失和降为主，故有嘈杂吞酸、呕吐口苦之象，兼之胁肋疼痛，此为脾实之证。《辅行诀》曰："脾德在缓，以甘补之，以辛泻之，以苦燥之。"左金丸重用苦味黄连，燥脾祛湿、清热止呕为主；少佐辛热之吴茱萸，泻脾止痛，兼以疏肝行气。诸药联用，共奏泻脾燥脾之功。（图27）

阐发：左金丸重用黄连旨在以苦味燥湿清热，少佐吴茱萸，是以辛味点睛泻脾之意，同时味辛皆属木，吴茱萸之用，亦有补肝以助气机条达、疏肝理气之效。同时，黄连味苦泻心，为逆时针，故其性寒；吴茱萸味辛补肝，为顺时针，故其性热。二者主次不同，则组方之顺

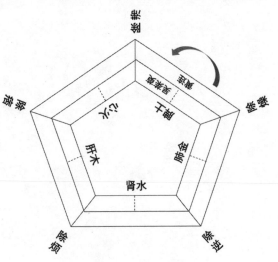

图27　左金丸图解

逆不同，左金丸（黄连：吴茱萸=6：1）味苦为重，以泻心清热燥湿为主；反左金丸（黄连：吴茱萸=1：6）则味辛为重，以补肝行气温中为主。

白头翁汤

此方出自《伤寒论》，是治疗热毒血痢的常用方。

组成： 白头翁（辛苦）二两，黄柏（苦）三两，黄连（苦）三两，秦皮（苦酸）三两。

配伍结构： 一辛三苦。

功能主治： 泻脾，清热凉血止痢。用于脾实之热毒痢疾，症见腹痛，里急后重，肛门灼热，下痢脓血，赤多白少，渴欲饮水，舌红苔黄，脉弦数。

方解：《辅行诀》曰："脾实则腹满，殪泻；脾病者，必腹满肠鸣，溏泻，食不化。"白头翁汤所治热毒血痢之证，证属脾实。脾实则以辛泻之，以苦燥之。白头翁汤四苦同用，白头翁为其主药，清血分热毒，配以黄连、黄柏燥湿清热解毒，再以秦皮燥湿止痢，使热毒去而泻痢止。同时，白头翁辛苦兼有，辛能泻脾祛湿，秦皮苦酸兼有，酸能收涩止痢，诸药联用，以成全方辛苦泻脾之功。（图28）

阐发： 本方证为脾实证，然少用辛味，而专用苦味之义，在于白头翁汤所治之下利，其根本病因在于邪热入于血分，故用苦味之义，一则燥湿缓脾，同时心主血脉，亦取苦味泻心之用。《金匮要略》另有白头翁加甘草阿胶汤，是用本方加甘味药甘草、阿胶，而成四苦二甘的配伍结构，该方主要用于产后血虚热痢，或用于血虚痢久伤阴者，即兼有"四肢不用，五脏不安"等脾虚证表现的下痢证，故组方以苦味合甘味，取泻中有补，补泻兼施之意，当与

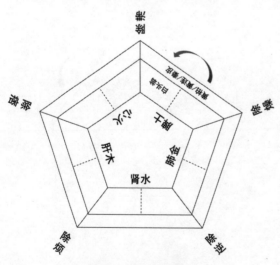

图28 白头翁汤图解

白头翁汤区别应用。

3. 补泻兼施方

理中汤

此方源自《伤寒杂病论》，为治脾胃虚寒证代表方。

组成：人参三两（甘），干姜三两（辛），甘草三两（甘），白术三两（苦）。

配伍结构：二甘一辛一苦。

功能主治：补脾为主（补中有泻），用于脾土虚实夹杂之倦怠呕利。症见倦怠乏力，饮食不佳，脘腹疼痛或胀满，喜温喜按，或呕吐，或下利等。

方解：脾土主饮食、司运化，脾实则腹满飧泻，脾虚则四肢不用、五脏不安，虚实夹杂则诸症并现。《辅行诀》曰："脾德在缓，以甘补之，以辛泻之，以苦燥之。"故理中汤以甘味人参与甘草补脾益气，用于脾虚之乏力倦怠、饮食不消；以辛味干姜泻脾温中，治腹中冷痛、止呕消痰；以苦味药白术燥脾健脾，益气祛湿止利。全方以温热为主，乃治脾胃虚寒病证之代表方。（图29）

阐发：脾胃乃后天之本，脾胃健则身体健，而治脾胃当用甘辛苦。理中丸乃补泻兼施、以补为主之脾胃治疗方，故其君药，绝非辛味泻脾之干姜，也非苦味燥脾之白术，而应为甘味补脾之人参与甘草。附子味辛，故理中丸加附子之附子理中丸，泻脾之力增强，更适用于散寒止呕、止泄利。半夏味辛，茯苓味甘；故理中丸加半夏、茯苓之理中化痰丸，补泻之力均增强，二

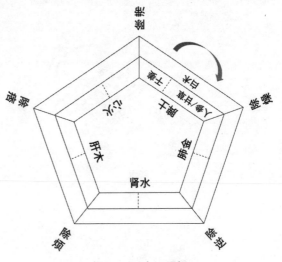

图29　理中汤图解

者皆为祛痰湿药，故更适用于痰湿重者。

健脾丸

此方出自《证治准绳》，本方为补气生血之基础方，也是体现李东垣"甘温除热"治法的代表方。

组成： 白术（苦），木香（辛），黄连（苦），甘草（甘），茯苓（甘），人参（甘），焦神曲（甘），陈皮（辛酸），砂仁（辛），炒麦芽（甘），山楂（酸），山药（甘），煨肉豆蔻（辛）。

配伍结构： 六甘四辛二苦一酸。

功能主治： 补脾为主（补中有泻），健脾消食。用于脾土虚实夹杂之气虚食积，症见食少难消，脘腹痞闷，大便溏薄，苔腻微黄，脉象虚弱。

方解：《辅行诀》曰："脾病者，必腹满肠鸣，溏泻，食不化。脾虚则四肢不用，五脏不安，脾实则腹满，飧泻。"健脾丸主治脾病，以脾虚为主，故有食少、饮食不化等主证，同时兼有脾实之象，故有脘腹痞闷、下利等标实表现。脾虚则甘补之，脾实则辛泻之，对此虚实夹杂则甘辛同用。健脾丸以"八甘四辛二苦一酸"配伍成方，以甘味药人参、茯苓、神曲、甘草、麦芽、山药补脾益气、消食和胃、渗湿止泻；以辛味药陈皮、木香、砂仁、豆蔻泻脾行气、化湿温中；以苦味药白术、黄连燥脾祛湿，调中止泻。同时，辛味药陈皮与酸味药山楂配伍，一辛一酸，且均可用于食积胀满，故辛酸化甘亦可补脾。诸药配伍，共奏健脾和胃、消食止泻之效。（图30）

阐发： 健脾丸组方中甘味药为绝对主导之味，故全方以补脾为主，方中辛、苦味兼有，取泻脾燥湿之效。对比枳术丸，化积除痞为主要功效，方中单纯以辛酸之

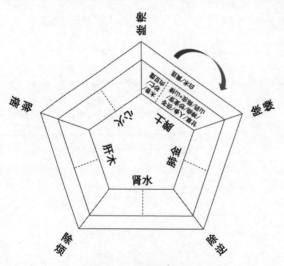

图30 健脾丸图解

医方图解——以『汤液经法图』解读方剂配伍之秘

枳实和苦味白术配合，专于辛苦除痞而无甘味中药，此为二方之别。

四神丸

此方源自《内科摘要》，为固肠止泻代表方。

组成： 肉豆蔻二两（辛），补骨脂四两（苦辛），五味子二两（酸），吴茱萸二两（辛），生姜四两（辛），大枣五十枚（甘）。

配伍结构： 三辛一苦一甘一酸。

功能主治： 泻脾为主（泻中有补），暖脾固肠止泻。用于脾土虚实夹杂之泄泻，症见五更泄泻、腹痛欲泻、泻后痛减，或腹中拘急、不思饮食、神疲乏力，舌淡，脉虚。现代常用于慢性结肠炎、过敏性肠炎、慢性胃炎等病见上述证候者。

方解： 脾主运化，水谷精微生化之所，脾土病则运化不利，虚则饮食不纳，实则吐泻不收，虚实夹杂则诸症并现。故泄泻合并饮食不思之证，当属虚实夹杂。《辅行诀》曰："脾德在缓，以甘补之，以辛泻之，以苦燥之。"四神丸以辛味泻脾为主，肉豆蔻辛温，行气止痛，吴茱萸辛温，散寒止痛，生姜辛温，温中祛痰湿，专用于脾实寒痛；辅以苦辛之补骨脂，补脾肾之阳，燥湿止痛。同时，配以酸味五味子，一则酸收酸敛，涩肠止泻，一则五味子与吴茱萸配伍，一酸一辛，且均能用于泄泻，故辛酸化甘，能增补脾止泻之力。大枣味甘，亦增强泻中有补之功。诸药配伍，辛甘同用，补泻兼施，共奏暖脾止泻之功。（图 31）

阐发： 四神丸乃补泻兼施之剂，虽甘味药不多，却配伍酸味药，通过辛酸化甘实现补泻兼施、涩肠止泻之功，可谓妙哉。四神丸用于五更泄泻，为何？五更乃天将明之时，正是肝木阳气生

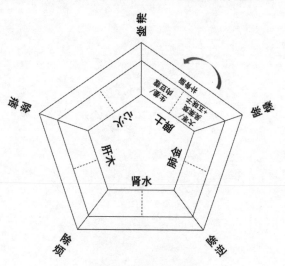

图 31　四神丸图解

发主事，肝木虚则阳气不升，而见虚寒腹痛、腹泻。补肝升阳当用辛，泻脾止泻也用辛，故应当以辛为君，以甘为臣，以此而成四神丸。随证加减，寒甚者加辛味附子肉桂之类；气虚者加甘味人参甘草之类；湿重者加辛苦味白术砂仁之类，亦不离辛甘苦之味。

四磨汤

此方源自《济生方》，为气逆证所设。

组成： 人参 6g（甘），槟榔 9g（辛甘），沉香 6g（辛），天台乌药 6g（辛）。

配伍结构： 三辛一甘。

功能主治： 泻脾为主（泻中有补），行气降逆，宽胸散结，用于脾土虚实夹杂之气逆脘痞。症见胸膈胀闷，上气下喘，心下痞满，不思饮食。现代常用于消化不良、便秘等疾病。

方解： 脾主运化，脾实则气机升降受阻，阻滞于胸膈，则见胸膈胀满；上犯于肺，肺气上逆，则气急而喘；郁结犯胃，胃失和降，则心下痞满，干呕不能食。脾实则辛味泻之，脾虚则甘味补之，故四磨汤以辛味槟榔泻脾、消积、下气，以辛味沉香降肺气平喘，以辛味乌药泻脾理气，佐以甘味人参补脾扶正，防泻脾破气之品过猛而戕伐正气。四药配伍，可使气畅逆平，则满闷、喘急诸症可解。（图32）

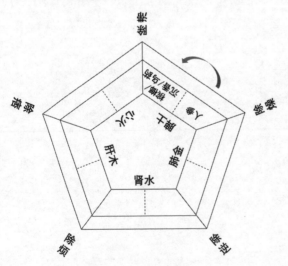

图32 四磨汤图解

阐发： 本方主要药味为辛、甘，从"汤液经法图"体系分析，辛甘配伍亦可补肝。中医学对本方病机认识为七情所伤，肝郁气逆，肝失疏泄，气机不畅，故而累及他脏。辛能补肝，甘能缓肝，从此角度讲，本方或为补肝之方，但从本方主治心下痞满、不食饮食等症状而言，定位为脾更为恰当。如其附方五磨饮子，乃是四磨汤基础上去甘味人参，加辛味木香，酸味枳实而成，全方由辛甘配伍转变为辛酸配伍，同样用于气逆证。五磨饮子变为辛酸补肝为主之方，全方辛味药味增多，行气疏肝之力增强，适合于体壮气实，肝气郁结较甚者。

平胃散

此方源自《太平惠民和剂局方》，为湿滞脾胃证之脾胃病所设。

组成： 苍术五斤（苦），陈皮三斤二两（辛），厚朴三斤二两（辛咸），甘草三十两（甘）。

配伍结构： 二辛一苦一甘。

功能主治： 泻脾为主（泻中有补），燥湿健脾，行气和胃。用于脾土虚实夹杂之湿阻胀满，症见不思饮食，口淡无味，呕吐恶心，嗳气吞酸，肢体沉重，怠惰嗜卧，常多自利。

方解： 脾土主中焦运化，《辅行诀》曰："脾病者，必腹满肠鸣，溏泻，食不化，虚则身重，四肢不用，五脏不安。"故湿阻胀满、呕吐恶心、肢体沉重、倦怠嗜卧诸症，当属脾土之虚实夹杂。《辅行诀》曰："脾德在缓，以甘补之，以辛泻之，以苦燥之。"平胃散以苦味苍术燥湿运脾，辛味陈皮行气化滞，辛味厚朴行气除满，甘味甘草调和脾胃。全方以辛苦甘配伍而成，泻脾为主，泻中有补。（图33）

阐发： 从"汤液经法图"分析，脾病治疗应以辛甘苦配伍为主，脾主运化，喜燥恶湿，湿困脾土，运化失司，易生气滞、食滞、湿浊、郁热等病机变化，而成虚实夹杂之证。若气滞较重，可酌加辛味木香、砂仁以行气运脾。若湿浊中阻，恶心呕吐，舌苔白腻厚者，可酌加辛味

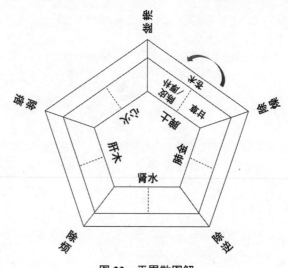

图33　平胃散图解

（图中文字：化咸味辛、甘味、苦味、辛味、心火、肝木、脾金、肾水、除痞、除滞、除烦、除燥）

藿香、半夏以化湿浊，即《太平惠民和剂局方》之不换金正气散。若湿从热化，舌苔黄腻者，可酌加苦味黄连、黄芩，增强清热燥湿之力。若寒湿重兼形寒肢冷者，可酌加辛味干姜、肉桂、吴茱萸温散寒湿。若食滞饮食难消，腹胀便秘者，可酌加辛味莱菔子、槟榔以消食化滞。

二陈汤

此方源自《太平惠民和剂局方》，为湿痰证所设。

组成： 半夏五两（辛咸），橘红五两（辛），白茯苓三两（甘），甘草一两半（甘）。

配伍结构： 二辛二甘。

功能主治： 泻脾为主（泻中有补），燥湿化痰，理气和中，用于脾土虚实夹杂之痰湿证，症见咳嗽痰多，色白易咯，胸膈痞闷，恶心呕吐，肢体困倦，不欲饮食，或头晕心悸。

方解： 脾土喜燥恶湿，脾失健运，湿聚成痰。痰湿犯肺，则气机上逆，咳嗽痰多；痰阻气滞，则胸脘气闷，恶心呕吐；痰湿困脾，则肢体困倦，不欲饮食。痰浊内阻，清阳不升，浊气上逆则头晕心悸。故脾虚湿聚所致肢体困倦、胸膈痞闷诸症，当属脾土之虚实夹杂。脾虚当以甘味补之，脾实当以辛味泻之。二陈汤以辛味半夏燥湿化痰，辛味橘红理气燥湿，佐以甘味茯苓健脾利湿，甘味甘草健脾益气。辛味泻脾药用量大，甘味补脾药用量小。故全方以辛味泻脾为主，佐甘味补脾，泻中有补，共奏燥湿化痰，理气和中之效。（图34）

阐发： 二陈汤辛甘同用，治脾土之湿，辛以祛湿，甘以利湿，在此基础上可加减而治各类痰证。若湿痰较重，可酌加苦味苍术、咸味厚朴

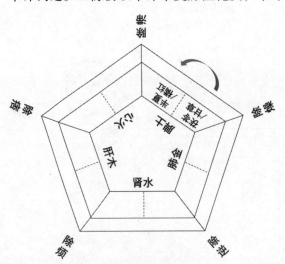

图34　二陈汤图解

燥湿化痰；若痰浊壅滞之痰厥，可加辛味天南星、酸味枳实燥湿祛痰；若为热痰，可加辛苦味胆南星、甘味瓜蒌清热化痰；若为寒痰，可加辛味干姜、细辛温化寒痰；若为食积导致的痰滞，可酌加辛味莱菔子、麦芽消积导滞；若气机郁滞成痰，可酌加辛味香附、青皮行气化痰。

茯苓丸

此方源自《是斋百一选方》，录自《全生指迷方》，为治痰阻中脘证的代表方。

组成： 半夏二两（辛），枳壳半两（酸辛），茯苓一两（甘），朴硝一分（咸）。

配伍结构： 一辛一酸一甘一咸，或三辛一甘（酸咸化辛）。

功能主治： 泻脾为主（泻中有补），燥湿化痰行气，用于脾土虚实夹杂之痰阻经络证，症见两臂疼痛、活动不便或四肢疼痛浮肿，舌淡，脉沉或滑。现代常用于肩关节炎、肘膝关节炎、脉管炎等病见上述证候者。

方解： 脾主四肢，脾主肌肉，脾病则四肢不用、肌肉痛。其中，因无力所致不用为虚，因拘痛所致不用为实，故痰阻经络证之两臂疼痛不用，当以脾实为主。《辅行诀》曰："脾德在缓，以甘补之，以辛泻之，以苦燥之。"茯苓丸以辛味半夏为主，辛温泻脾，燥湿祛痰；以甘味茯苓为辅，甘平补脾，益气利湿；同时配以酸味枳壳，一则行气宽中，增强祛痰湿之力，二则可与咸味芒硝配伍，一酸一咸，且均可用于积滞痰阻，故配伍后可酸咸化辛，增强泻脾祛痰通络之功。诸药配伍，以奏燥湿行气、软坚消痰之效，用于四肢疼痛肿胀。（图35）

阐发：《是斋百一选方》论述此方证曰："伏痰在内，

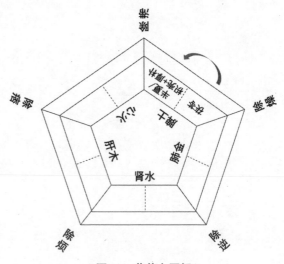

图35 茯苓丸图解

中脘停滞，脾气不流行，上与气搏，四肢属脾，滞而气不下，故上行攻臂。"由此可见，此方治在脾，治脾当用甘辛苦，故其以辛味半夏与甘味茯苓为主药，半夏燥湿，茯苓利湿，二者相伍则祛湿之力更强。同时，酸补肺收心，咸补心泻肺，故茯苓丸在治脾之外，亦可治心火病证与肺金病证。加减之法，可加辛味咸味以疏通经络，如桂枝、地龙之类；亦可加甘味苦味以祛痰化痰，如瓜蒌、白术之类。

橘皮竹茹汤

此方源自《金匮要略》，为虚热呃逆之证所设。

组成：橘皮二升（辛），生姜半斤（辛），竹茹二升（苦），甘草五两（甘），人参一两（甘），大枣三十枚（甘）。

配伍结构：二辛一苦三甘。

功能主治：泻脾为主（泻中有补），降逆止呕，益气清热，用于脾土虚实夹杂之呃逆，症见呃逆或干呕，虚烦少气，口干。现代常用于妊娠呕吐、幽门不完全性梗阻、膈肌痉挛及腹部手术后之呃逆不止属胃热气逆者。

方解：脾主中焦，吐利之病，皆归于脾土。中气亏虚，邪热搏结于胃，气必上腾，发为呃逆，此种伴有气逆、内热之呃逆，当属脾实证。《辅行诀》曰："脾德在缓，以甘补之，以辛泻之，以苦燥之。"故脾实证当以辛味泻脾为主。橘皮竹茹汤以辛味橘皮与生姜为主，橘皮辛温，行气止呃，生姜辛温，降逆止呕，佐以苦寒味竹茹，清热降逆，再加甘味人参，益气补中，甘草、大枣益气健脾。全方辛味药和苦味药用量大，甘味药用量小，以泻为主，泻中有补，降逆止呃，益气清热，为治虚热呃逆常用之方。（图36）

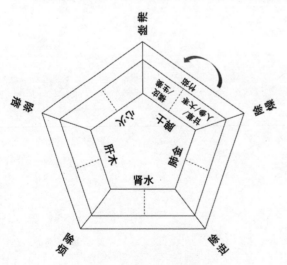

图36 橘皮竹茹汤图解

阐发： 从"汤液经法图"角度看，脾土病证的治疗离不开甘辛苦，此为脾土疾病治疗大法。呃逆病证当属脾土，自然以辛甘苦配伍治之。除了本方之外，《金匮要略》亦收载治疗干呕哕兼手足厥者的橘皮汤方，由橘皮、生姜两个辛味药组成，为单纯的泻脾之方。《济生方》亦载治疗胃热呕哕兼咳嗽的橘皮竹茹汤，其方易辛味生姜为半夏，易甘味大枣为赤茯苓，加苦寒枇杷叶、酸味麦冬增强清热止咳之力。丁香柿蒂汤亦治寒性呃逆，由丁香、生姜、柿蒂和人参组成，配伍结构为"二辛一苦一甘"，亦为泻脾为主，泻中有补之方。由此可知，治呃逆之法皆不出"辛甘苦"三味药组合。

达原饮

此方源自《温疫论》，为治疗温疫代表方。

组成： 槟榔二钱（辛甘），厚朴一钱（咸辛），草果仁五分（辛），知母一钱（苦咸），芍药一钱（酸），黄芩一钱（苦），甘草五分（甘）。

配伍结构： 二辛一甘二苦一咸一酸，或四辛二苦一甘（酸咸化辛）。

功能主治： 泻脾为主（泻中有补），开达膜原，辟秽化浊，用于脾土虚实夹杂之温疫疟疾，症见憎寒壮热、发无定时、胸闷呕恶、头痛烦躁、舌红、苔垢腻如积粉，脉弦数。现代常用于治疗流行性感冒、疟疾、慢性胃炎、慢性胆囊炎等病见上述证候者。

方解： 脾主中焦，喜燥恶湿，湿邪困脾则中焦失序，脘痞吐利俱现，此为脾实证。温疫毒邪，从口鼻而入脾肺，伏于膜原，阻碍气机升降，故胸闷呕恶，憎寒壮热，舌苔厚腻，当为外邪所引脾实证。《辅行诀》曰："脾德在缓，以甘补之，以辛泻之，以苦燥之。"故脾实痰湿证当以辛苦之药泻之燥之。

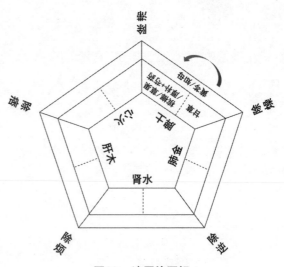

图37　达原饮图解

达原饮以槟榔、厚朴与草果之辛，燥湿消痰，行气破结；以黄芩、知母之苦，清热燥湿，泻火解毒。同时，厚朴辛咸兼有，行气燥湿，芍药酸收，养血清热，两者配伍，一咸一酸，且均可用于腹胀腹痛，故配伍后咸酸化辛，增强辛味药泻脾之力。甘草味甘，补脾益气，清热解毒。诸药合用，以奏开达膜原，辟秽化浊之效。（图37）

阐发：解表剂多以辛味为主，麻黄、荆芥、防风之类，此辛为补肝之辛，以解表祛风为主。达原饮亦以辛味为主，但此辛为泻脾之辛，草果、厚朴、槟榔之类，以行气祛痰湿为主。故感冒和温疫之治，皆在于辛，前者重补肝，后者重泻脾而已。达原饮之加减，亦不离辛苦。如胸闷明显，则加青皮、陈皮之辛；如头痛明显，则加川芎、薄荷之辛；如口苦明显，则加黄连、栀子之苦。同时，达原饮组方五味俱全，有辛味槟榔、草果，亦有甘味甘草，若辛甘化苦，则全方成五苦一咸一酸之配伍，而苦泻心，咸补心，酸收心，此为泻心之方，故可治心烦。

保和丸

此方源自《丹溪心法》，为饮食不节，暴饮暴食所致食积证所设。

组成：山楂六两（酸），神曲二两（辛甘），茯苓三两（甘），半夏三两（咸辛），陈皮一两（辛），连翘一两（苦辛），莱菔子一两（辛）。

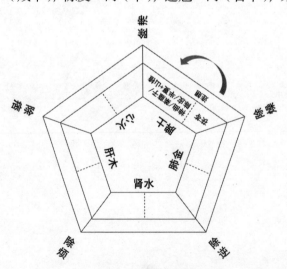

图38 保和丸图解

配伍结构：三辛一甘一苦一酸一咸，或五辛一甘一苦（酸咸化辛）。

功能主治：泻脾为主（补泻兼施），消食和胃，用于脾土虚实夹杂之食积证，症见脘腹痞满胀痛，嗳腐吞酸，恶食呕吐，或大便泄泻。

方解：脾主中焦司运化，脾病则腹满，饮食不化，呕吐下利。食积停滞，气机受阻，则见腹满胀痛，嗳腐吞酸，恶食呕吐，当属脾实证。食积气滞，损伤脾气，则脾虚，此为由实致虚之虚实夹杂。《辅行诀》曰："脾德在缓，以甘补之，以辛泻之，以苦燥之。"此类病证当以辛味泻脾为主、甘味补脾为辅以治之。保和丸以辛味泻脾为主，神曲味辛，消食和胃；陈皮味辛，理气祛湿；莱菔子味辛，下气消食；半夏味辛，祛痰化滞。以甘味补脾为辅，茯苓味甘，健脾止泻；神曲亦兼甘味，健脾消食。同时，以酸味山楂消食化滞，与辛咸兼有之半夏配伍，一酸一咸，且均可用于胸脘胀满，故配伍后酸咸化辛，增强辛味泻脾消食之功；再加苦味连翘，清热消积。诸药共用，辛味为主，甘苦为辅，泻脾中兼有补脾，补泻兼施，消食化滞，止呕去满，诸症自愈。（图38）

阐发："饮食自倍，脾胃乃伤"。保和丸五味俱全，辛味泻脾为主，为一切食积之基础方。临证可根据不同类型食积之证，以甘、辛、苦味加减而灵活应运。若伤于肉食成积者，可重用酸味山楂；伤于米麦成积者，可加辛甘味之谷芽、麦芽；伤于面食成积，可重用辛味莱菔子；伤于酒积者，可加甘味葛花；伤于鱼蟹成积者，可加辛味苏叶、生姜。若脘腹胀痛甚者，可酌加辛味槟榔、厚朴；食积化热嗳腐甚者，可加苦味黄芩、黄连；若大便溏泻者，可加苦味白术。

半夏泻心汤

此方源自《伤寒杂病论》，为治痞代表方。

组 成：半夏半升（辛咸），黄芩三两（苦），人参三两（甘），干姜三两（辛），甘草三两（甘），黄连一两（苦），大枣十二枚（甘）。

配伍结构：二辛二苦三甘。

功能主治：泻脾兼有补脾，消痞散结。用于脾土虚

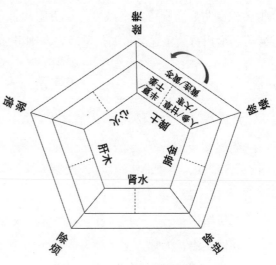

图39 半夏泻心汤图解

实夹杂之寒热错杂痞证，症见心下痞、但满不痛，困倦乏力，或呕吐，或肠鸣下利，舌淡，苔薄黄或腻，脉弱或数。现代常用于慢性胃炎、胃及十二指肠溃疡、慢性肝炎、肠易激综合征等见上述证候者。

方解：脾主中焦运化，运化不利则气机壅滞、浊气不行，心下部胀满；是为痞满。痞满当以脾实为主，如呕吐下利，亦见有脾虚，如困倦乏力。故痞满之证，当为虚实夹杂，治当补泻兼施。《辅行诀》曰："脾土在缓，以甘补之，以辛泻之，以苦燥之。"半夏泻心汤以泻脾为主，用辛味中药半夏与干姜相配，祛湿降逆，温中止呕；配以甘味药人参、甘草与大枣，补脾益气，祛乏解困，构成全方泻中有补之基础；同时，辅以苦味中药黄芩与黄连，燥湿清热，平衡全方寒热之性。诸药共用，寒热平调，补泻兼施，以奏消痞散结之效。（图39）

阐发：半夏泻心汤、生姜泻心汤和甘草泻心汤，均以半夏、人参和黄芩为基本构架，辛甘苦同用，辛泻脾，甘补脾，苦燥脾，正合治脾之意。其中，半夏用量为半升，多于人参和黄芩，且常用生姜、干姜相伍，故此类方多以泻脾为主。从主治证上看，心下痞满、呕吐腹泻、脘腹不舒等表现，也均为脾实之经典证候。方中补泻兼施之用，由辛味药与甘味药承担；寒热平调之用，则由辛味药与苦味药承担。故在临床应用中，如虚重实轻，即困倦乏力、不思饮食明显，则可加甘减辛，增黄芪茯苓之类；如实重虚轻，即气滞腹痛、胀满积食明显，则可加辛减甘，增香附川楝子之类；如寒重热轻，则可加辛减苦，增川芎南星之类；如热重寒轻，则可加苦减辛，增栀子地丁之类。

枳实消痞丸

此方源自《兰室秘藏》，为消食代表方。

组成：干姜（辛），炙甘草（甘），麦芽曲（辛），白茯苓（甘），白术（苦）各二钱，半夏曲（辛咸），人参（甘）各三钱，厚朴（咸辛），枳实（酸辛），黄连（苦）各五钱。

配伍结构：三辛三甘二苦一咸一酸，或五辛三甘二苦（酸咸化辛）。

功能主治：泻脾为主（补泻兼施），健脾行气消食。用于脾土虚实夹杂之脾虚气滞证，症见心下痞满、不欲饮食、倦怠乏力、腹部畏寒、大便不调，苔腻微黄等。现代常用于慢性胃炎、慢性肠炎、胃及十二指肠溃疡、肠易激综合征等病见上述证候者。

方解：脾土主中焦，司运化，脾实则腹满飧泻，脾虚则四肢不用，故心下痞满与腹部畏寒冷痛，当为脾实，不欲饮食与倦怠乏力，当为脾虚，两者兼属脾土之虚实夹杂证。脾土之治，脾虚则

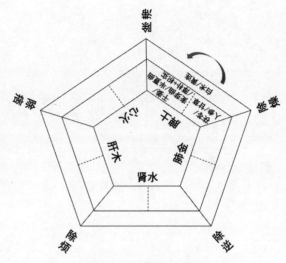

图 40　枳实消痞丸图解

甘味补脾，脾实则辛味泻脾，两者均可用苦味燥脾。枳实消痞丸以干姜、麦芽与半夏之辛，配以甘草、茯苓与人参之甘，辛甘同用，补泻兼施，一则消痞化食祛痰湿，一则健脾益气化痰湿。配以苦味药白术、黄连，白术健脾燥湿，黄连清热燥湿，寒热并用，增强祛湿消痞之力。同时，配以咸味药厚朴与酸味药枳实，行气降逆，理气祛湿；同时，一咸一酸配伍，且均可用于脘腹胀满，故酸咸化辛，增强全方泻脾消痞之功。诸药合用，健脾和胃，消痞散结，推陈出新。（图 40）

阐发：枳实导滞丸之枳实，为芸香科植物酸橙或甜橙之干燥幼果，未成熟之橙，真实滋味当酸苦。《辅行诀》二十五味药精中，枳实为金中木，味酸皆属金，故其味以酸为主。从"汤液经法图"看，酸能补肺、酸能泻肝、酸能收心，唯独不能入脾治脾。故用酸治脾，必以辛味药或咸味药相配，辛酸化甘可补脾，酸咸化辛可泻脾。而枳实导滞丸之妙，即以五钱厚朴配五钱枳实，厚朴咸辛，可与酸味枳实配伍化合而成辛，以泻脾行气，消痞散结。故此方虽名为"枳实消痞丸"，精义却在辛甘同用而补泻兼施，其精妙在咸酸配伍而化辛治脾。

四、肺金治疗方九首

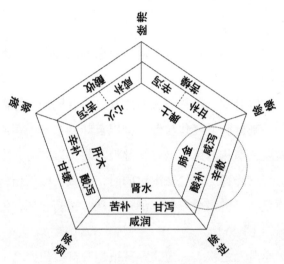

图41 "汤液经法图"中肺金治疗方的定位

肺德在收。以酸补之，咸泻之；肺苦气上逆，急食辛以散之。

——《辅行诀五脏用药法要》

1. 补肺方

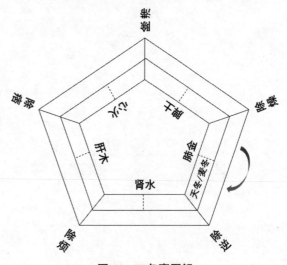

二冬膏

此方录自《中国药典》，为养阴润肺基本方。

组成： 天冬 500g（酸），麦冬 500g（酸甘）。

配伍结构： 二酸。

功能主治： 补肺，养阴润肺，用于肺虚之肺阴不足证，症见燥咳痰少、痰中带血和鼻干咽痛等。现代常用于咳嗽、慢性咽炎等病见上述证候者。

方解： 肺金应秋，正当阴气收敛之时，主收主降，故肺虚则阴气不敛，从而呈现燥热之象。鼻干咽干、燥咳少痰之象，皆属于燥，当补肺治之。《辅行诀》曰："肺德在收，以酸补之，以咸泻之，以辛散之。"故肺虚当以酸味补之。二冬膏以酸味药麦冬与天冬成方，养阴生津，清热润肺，止咳止渴，以奏养阴润肺之效。（图42）

阐发： 从"汤液经法图"看，酸能补肺，酸能收心，酸能泻肝。麦冬与天冬均为润燥止咳要药，用于肺燥干咳、肠燥便秘与津伤口渴，治肺与大肠，为补肺要药。同时，能入心清热，用于心烦失眠和吐血衄血，亦有味酸收心之功。《本草衍义》谓其"治心肺虚热"，正合其意。《辅行诀》将其定位为"土中金"，有甘味之意。从麦冬益胃生津之效，以及《神农本草经》用于"伤中伤饱，胃络脉绝，羸瘦短气"、《药性论》用于"大水面目肢节浮肿"来看，此方亦有甘味补脾泻肾之用。

图 42　二冬膏图解

2. 泻肺方

三拗汤

此方源自《太平惠民和剂局方》，为外感风寒咳嗽所设。

组成： 麻黄（辛）、杏仁（苦）、甘草（甘）各等份。

配伍结构： 一辛一苦一甘，或二咸（苦甘化咸）一辛。

功能主治： 泻肺，散寒止咳，用于肺实之寒咳，症见风邪感冒，鼻塞声重，语音不出，咳嗽胸闷。现代常用于上呼吸道感染、支气管炎等病见上述证候者。

方解： 诸气膹郁，皆属于肺，肺实则必咳喘上逆。《辅行诀》曰："肺德在收，以酸补之，以咸泻之，以辛散之。"故三拗汤以辛味麻黄宣肺止咳，苦味杏仁降肺止咳，甘味甘草祛痰止咳。同时，苦味杏仁与甘味甘草配伍，一苦一甘，且均可用于咳嗽，故苦甘化咸，增强止咳降逆平喘之功。（图43）

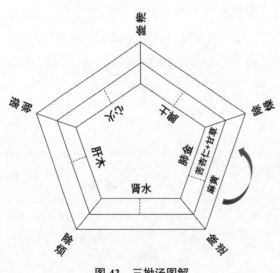

图 43　三拗汤图解

阐发： 三拗汤，为单纯泻肺散肺之方，临床多用于外感风邪，肺气壅塞之证，多见咳嗽，暴咳，甚则气急而喘，口不能闭；喉为肺之门户，肺气不利，出现声音嘶哑，或语音不出，皆可以用本方泻肺止咳，通降肺气而治之。三拗汤在麻黄汤基础上，减去辛味桂枝，故其解表发汗之力减弱。

医方图解——以『汤液经法图』解读方剂配伍之秘

泻白散

此方源自《小儿药证直诀》，为肺热喘咳所设。

组成： 地骨皮一两（苦），桑白皮一两（甘），甘草一钱（甘）。

配伍结构： 一苦二甘，或三咸（苦甘化咸）。

功能主治： 泻肺，清肺热，止咳喘。用于肺实之肺热咳喘，症见咳嗽为主，甚则气急欲喘，皮肤蒸热，日晡尤甚。现代主要用于支气管炎、肺炎初期、小儿麻疹初期、百日咳等证属肺有伏火者。

方解： 肺主气，司呼吸，肺病实者，必咳喘逆气。肺内火热郁结，气逆不降而为喘咳；肺合皮毛，肺热外蒸于皮毛而皮肤蒸热；伏热渐伤阴分，故热以午后为甚。《辅行诀》曰："肺德在收，以酸补之，以咸泻之，以辛散之。"故肺实喘咳应以咸味泻肺为主，泻白散以等量的苦味地骨皮与甘味桑白皮配伍，一苦一甘，一来清热降火，二来泻肺平喘，且均可用于咳嗽，故苦甘化咸泻肺，专于清泻肺热，止咳平喘。再配伍少量甘草，既能止咳祛痰，又能顾护正气，适用于小儿肺热咳喘。（图44）

阐发： 本方为纯泻肺热之方，从"汤液经法图"角度看，酸补肺、咸泻肺、辛散肺，苦甘亦化咸，故临床应用，可增加咸味或使用苦甘化味，来增强其泻肺之功，亦可加用辛味宣肺通气，或加用酸味以补肺生津。若肺经热重者，可加咸味知母、贝母，或苦味黄芩与甘味瓜蒌，增强泻肺之功效。若阴虚发热，虚热在肺，可加用咸味鳖甲与辛味银柴胡，滋阴退热。若热邪伤津，烦热口渴，则可加酸味麦冬、五味子生津止渴，以成补泻兼施之方。

本方与麻杏石甘汤皆为泻肺治咳喘之方，不同点为本方纯泻肺热，组方以苦甘

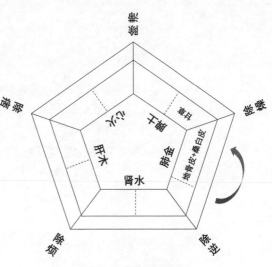

图44 泻白散图解

化咸为主，所治之热为肺内伏火郁热，热象较轻。而麻杏石甘汤组方为石膏味酸补肺，苦杏仁和甘草苦甘化咸泻肺，麻黄辛散肺。此方虽也泻肺，但泻中有补，所治之热为外感入里化热，热象较重。

止嗽散

此方源自《医学心悟》，为治风寒犯肺证之代表方。

组成： 桔梗（苦），荆芥（辛），紫菀（苦），百部（甘），白前（辛）各二斤，甘草十二两（甘），陈皮一斤（辛）。

配伍结构： 二苦二甘三辛，或四咸三辛（苦甘化咸）。

功能主治： 泻肺散肺，疏风宣肺，止咳利气。用于肺实之风寒犯肺证，症见咽痒咳嗽、咳痰不爽，或恶寒发热，舌淡苔薄。现代常用于上呼吸道感染、慢性支气管炎、过敏性哮喘等病见上述证候者。

方解：《辅行诀》曰："肺虚则鼻息不利，肺实则喘咳，凭胸仰息。"故咳喘之病，当属肺实，理应泻肺。泻肺应以咸味为主，辛味为辅。止嗽散以桔梗、紫菀之苦，止咳祛痰利咽，以百部、甘草之甘，祛痰止咳利气，四者相伍，二苦二甘，且均可用于咳喘，故苦甘化咸，泻肺平喘。配以荆芥之辛，疏风解表，白前之辛，宣肺止咳，陈皮之辛，理气祛痰。咸辛共用，泻肺平喘，理气止咳，用于风寒咳喘病证。（图45）

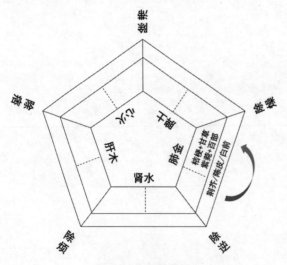

图45 止嗽散图解

阐发： 一般来看，急症咳嗽多见肺实，而肺实当以咸味泻肺为主，但治肺之药多苦多辛少咸，仅存旋覆花、葶苈子、贝母等个别咸味咳嗽药，故在临床应用中，多以苦味药与甘味药配伍，苦甘化咸泻肺。此类配伍之首位，当属麻杏石甘汤之苦杏仁与甘草，苦甘配伍化咸。而苦味紫菀配伍甘味款冬花、苦味桔梗配伍甘味甘草等，亦为常用药对。止嗽散咸辛并用，配伍荆芥、白前等大量辛味药，开宣肺气，平喘止咳，兼有解表之功，亦可用于表证未解之急症咳嗽。

苇茎汤

此方源自《备急千金要方》，为治肺痈，清肺热的常用方。

组成：苇茎（苦甘）二升，薏苡仁（甘）半升，冬瓜子（甘）半升，桃仁（辛）三十枚。

配伍结构：一苦二甘一辛，或三咸一辛（苦甘化咸）。

功能主治：泻肺，清热化痰，逐瘀排脓。用于肺实之肺痈咳嗽，症见咳嗽微热，甚则咳吐腥臭脓血，胸中隐隐作痛，肌肤甲错，舌红苔黄腻，脉滑数者。

方解：肺主气司呼吸，《辅行诀》曰："肺实则喘咳，凭胸仰息，胸中有痰涎，甚则迫满不可卧。"肺主皮毛，邪在肺则皮肤痛、肌肤甲错。苇茎汤证为肺实证，肺病之治，咸味泻肺，酸味补肺，辛味散肺。苇茎汤重用苦甘兼有之苇茎，清泻肺热，配合甘味薏苡仁、冬瓜子清热利湿排脓，三药相合，一苦二甘，均可用于利湿排脓。

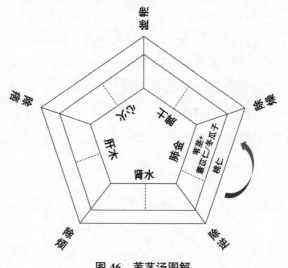

图46 苇茎汤图解

苦甘化咸，以成泻肺之势，再用辛味桃仁行散，活血祛瘀以消热结。诸药联用，共奏清肺化痰、逐瘀排脓之功。（图46）

阐发：本方以苦甘辛组方，苦甘化咸以泻肺，辛味散肺，若肺痈热象重，宜加苦辛之金银花、鱼腥草，以苦味增强清热解毒之力，以辛味增强散肺通气之功；若脓肿已成者，亦加咸味之贝母、大黄，以咸味增强化痰消脓之功。

桑杏汤

此方源自《温病条辨》，乃治燥剂之外感温燥证治方。

组成：桑叶一钱（酸辛），杏仁一钱五分（苦），沙参二钱（酸），象贝一钱（咸），香豉一钱（酸辛），栀皮一钱（苦），梨皮一钱（甘）。

配伍结构：三酸一咸二苦一甘，或五酸二咸（咸苦化酸，苦甘化咸）。

功能主治：补肺为主（补中有泻），轻宣温燥止咳。用于肺金虚实夹杂之温燥证，症见头痛低热、咽干鼻燥、口干口渴、干咳无痰，或痰少而黏，舌红苔薄。现代常用于急慢性支气管炎、病毒性肺炎、细菌性肺炎等病见上述证候者。

方解：外感六淫，燥邪属金，侵袭机体后首犯肺金，夏秋之际温燥多，秋冬之际凉燥多。《辅行诀》曰："肺虚则鼻息不利，少气咽干，肺实则咳喘，凭胸仰息。"外感温燥所见口干、咽干、鼻干，干咳少痰之症状，当以肺虚为主。《辅行诀》曰："肺德在收，以酸补之，以咸泻之，以辛散之。"桑杏汤以桑叶之酸辛为君，清肺润燥，疏散风热，辅以沙参之酸养阴润肺，香豉之辛酸解表除烦，共为主药。苦杏仁配伍象贝，一苦一咸，且均可用于咳嗽，故苦咸化酸，止咳祛痰；栀皮配伍梨皮，一苦一甘，且均可用于肺热，故苦甘化咸，清热泻肺。诸药共用，酸主咸辛辅，润肺止咳祛痰，适用于燥邪伤肺所致以肺虚为主的虚实夹杂之证。（图47）

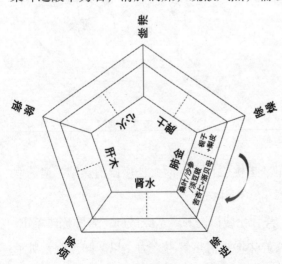

图47 桑杏汤图解

阐发：桑叶之味，《中

国药典》定为苦甘，为何此处定为酸辛？从功效药理角度看，桑叶一能疏风清热解表，《本经》谓之"除寒热，出汗"，此乃辛补肝之用；二能清肺润燥止咳，《本草纲目》谓之"治劳热咳嗽"，《本草从新》谓之"滋燥凉血"，此乃酸补肺之用。从法象药理看，桑叶以入秋经霜者佳，岂非待其得秋气之全乎？《医林纂要》将桑叶之性标示为"甘酸辛，寒"，正合此意。方中另一酸辛之药为香豉，乃豆类发酵制成，轻宣透气，能解表除烦去陈腐，而解表乃辛补肝之用，除烦乃酸收心之用，故其亦与辛酸之味密切相关。

麻杏石甘汤

本方源自《伤寒论》，为治肺热咳喘经典方。

组成：麻黄四两（辛），杏仁五十个（苦），甘草二两（甘），石膏半斤（酸）。

配伍结构：一辛一苦一甘一酸，或二咸一酸一辛（苦甘化咸）。

功能主治：泻肺为主（泻中有补），清宣肺热，止咳平喘。用于肺金虚实夹杂之邪热壅肺证，症见咳嗽、气喘、身热，或汗出，或无汗，口渴，舌红，苔黄，脉浮数。现常用于急性支气管炎、大叶性肺炎、病毒性肺炎、支气管哮喘、麻疹等病见上述证候者。

方解：肺主气，司呼吸，主收降。《辅行诀》曰："肺虚则鼻息不利，肺实则喘咳，凭胸仰息。"故咳喘气逆诸症，当属肺实；口干舌燥虚热之象，当属肺虚。而咳喘伴有发热口渴诸症，当属虚实夹杂。《辅行诀》曰："肺德在收，以酸补之，以咸泻之，以辛散之。"故虚实夹杂当以酸咸辛治之。麻杏石甘汤以辛味麻黄散肺，宣肺平喘，同时解表发汗；以酸味石膏补肺，清热止渴，

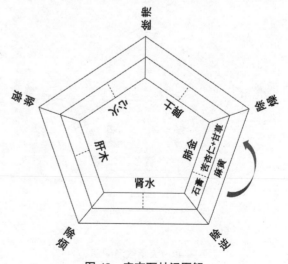

图48　麻杏石甘汤图解

泻火除烦；以苦味苦杏仁与甘味甘草联用，一苦一甘，均能用于咳嗽，故苦甘化咸泻肺，止咳平喘祛痰。诸药联用，以奏清宣肺热、止咳平喘之功。（图48）

阐发：麻黄之用，辛以补肝发汗，辛以散肺平喘，麻黄汤之麻黄，侧重于补肝发汗，而麻杏石甘汤之麻黄，侧重于散肺平喘，即所谓"宣肺平喘"。故麻杏石甘汤为治肺剂，以泻肺为主，补泻兼施。石膏之酸，源于《辅行诀》所载二旦四神汤之义，原文记载"白虎者，收重之方，石膏为之主"，白虎属西金，"收重"即白虎之用，酸味即"收重之味"，故石膏主导药味为酸。酸能补肺，石膏能清热生津止渴；酸能收心，石膏能除烦定惊；酸能泻肝，石膏能治"腹中坚痛"，各全其用。

麻杏石甘汤之加减配伍，亦不离咸酸辛，咸味药如贝母、旋覆花与大黄，祛痰止咳通大便；亦可苦甘化咸，如紫菀配款冬花、桔梗配百部、黄芩配瓜蒌，清热利咽祛痰湿；辛味药如紫苏、细辛与陈皮，理气宽中止咳喘；酸味药如诃子、罂粟壳与麦冬，养阴敛肺定久咳。治疗咳嗽的中成药，以麻杏石甘汤为底方者甚多，大多配伍黄芩、金银花、葶苈子、地龙、鱼腥草、连翘等，增强清肺热、止咳喘的作用。

大承气汤

此方源自《伤寒论》，为热结便秘所设。

组成：大黄四两（咸），厚朴八两（咸辛），芒硝三合（咸），枳实五枚（酸辛）。

配伍结构：三咸一酸。

功能主治：泻肺为主（泻中有补），泻热通便。用于肺金虚实夹杂之阳明腑实证，症见大便不通，频传矢气，脘腹痞满，腹痛拒按，按之硬，日晡潮热，神昏谵

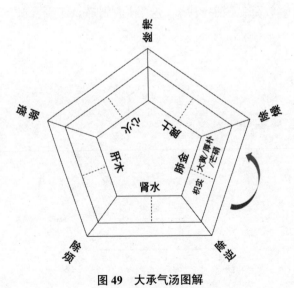

图49 大承气汤图解

语，手足濈然汗出，或热结旁流，下利清水，色纯青，脐腹疼痛，按之坚硬有块。或里热实证之热厥、痉厥或发狂等。

方解：肺与大肠相表里，大肠疾病可从肺论治。肺主全身之气，肺气能宣发肃降，肺实则气机阻滞，肺气不降，腑气不通，又有热邪与燥屎壅结于大肠，灼伤津液，故出现"痞、满、燥、实"。同时，肺金克心火，大肠热结甚者，如上扰心神，则见神昏谵语，甚之发为狂病。故阳明腑实诸症，当从肺实论治，法当泻肺。《辅行诀》曰："肺德在散，以酸补之，以咸泻之，以辛散之。"故大承气汤以咸味大黄，通腑泄热，咸味厚朴，行气散满，咸味芒硝软坚散结，佐以酸味枳实，泻中有补，以泻为主，峻下热结，通畅气机，则诸症可除。（图49）

阐发：大黄之咸，源于《辅行诀》所载二十五味药精，原文记载为"味咸皆属火，旋覆花为之主，大黄为木"，即主导药味为咸。从"汤液经法图"来分析，泻下剂以咸味为主，从肺论治。本方为三咸一酸结构，同样承气类方中，小承气汤在大承气汤的基础上去芒硝，厚朴、枳实减量，为二咸一酸结构，仍以咸味为主，但其泻下之力减弱，用于阳明腑实轻证。厚朴三物汤，在大承气汤的基础上去芒硝，为二咸一酸结构，主要用于胃肠气滞，脘腹胀痛重者。宣白承气汤以三咸一酸结构，除咸味大黄、酸味石膏之外，另有瓜蒌与杏仁配伍，苦甘化咸，主治痰热壅肺合肠腑热结。

麻子仁丸

此方源自《伤寒论》，为肠胃燥热之便秘所设。

组成：麻子仁二升（甘咸），芍药半斤（酸），枳实半斤（酸辛），大黄一斤（咸），厚朴一尺（咸辛），杏仁一升（苦）。

配伍结构：一甘一苦二酸二咸，或二酸四咸（苦甘化咸）。

功能主治：泻肺为主（泻中有补），润肠通便，用于肺实之肠燥便秘，症见大便干结，小便频数。现常用于习惯性便秘、痔疮便秘、老人与产后便秘等疾病。

方解：大肠燥热内结，肠失濡润，故见大便干结，腑气不通。肺与大肠相表里，肠热之病应从肺来论治，故腑气壅滞所致便秘，当属肺实。《辅行诀》曰："肺德在收，以酸补之，以咸泻之，以辛散之。"麻子仁丸以咸味大黄，泻热通便，咸味厚朴，行气除满；甘味麻子仁与苦味杏仁，一甘一苦，均能用于便秘，苦甘化咸，故泻肺润肠通便；佐以酸味芍药，养血滋阴，酸味枳实，行气除满。全方以咸泻肺为主，泻中有补，润燥通便。（图50）

阐发：对于便干之肠燥便秘，麻子仁丸可润燥通便，五仁丸亦可润肠通便，但其两者组方不同。麻子仁丸含有咸味大黄，泻肺通便，药力较猛；而五仁丸以桃仁、杏仁、松子仁、柏子仁、郁李仁、陈皮组成，配伍结构为"一苦一甘四辛"，不用咸味药，以苦甘化咸而成，配伍后形成"二咸四辛"之泻肺润燥方。《丹溪心法》之润肠丸亦可治肠燥便秘，其组成为麻子仁、生地黄、当归、桃仁、枳壳，以"二咸（苦甘化咸）二辛一酸"成方，辛味药比例增加，虽仍以泻肺为主，但整方辛温养血之力增强，故治血虚所致肠燥便秘。三方对比，可知无论是热结、津枯和血虚，治肠燥便秘都不离酸、咸、辛的配伍，即肠病肺治也。

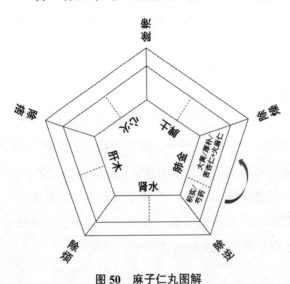

图50 麻子仁丸图解

五、肾水治疗方八首

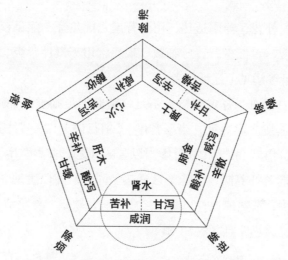

图51 "汤液经法图"中肾水治疗方的定位

肾德在坚。以苦补之，甘泻之；肾苦燥，急食咸以润之。

——《辅行诀五脏用药法要》

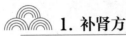

青蒿鳖甲汤

此方源自《温病条辨》，为清虚热代表方。

组成： 青蒿二钱（苦辛），鳖甲五钱（咸苦），细生地四钱（苦），知母二钱（苦咸），丹皮三钱（苦）。

配伍结构： 四苦一咸。

功能主治： 补肾，养阴透热，用于肾虚之虚热证，症见夜热早凉、热退无汗、能食消瘦，舌红少苔，脉细数。现代常用于慢性肾炎、骨结核、淋巴结核、病毒感染等病见上述证候者。

方解： 肾主精血，肾虚则精血不足，精血不足则虚热冲逆、骨蒸羸瘦，故夜热早凉伴消瘦之虚热证，当属肾虚。《辅行诀》曰："肾德在坚，以苦补之，以甘泻之，以咸润之。"故肾虚当以苦味补之。青蒿鳖甲汤以青蒿为君，苦辛兼有，既能苦补养阴，又能辛散透热。同时，配以生地、知母和牡丹皮之苦，补肾滋阴，清热凉血；以鳖甲之咸，润肾软坚，养阴清热。诸药同用，以奏补肾养阴、透热凉血之效。（图52）

阐发： 青蒿鳖甲汤以青蒿与鳖甲命名，其中，青蒿清解暑热、养阴除蒸，当为苦辛兼有之药；鳖甲软坚散结、养阴清热，当为苦咸兼有之药。二者联用，一则苦补肾能清热，二则咸润肾能软坚，三则辛补肝能透散，构成全方养阴透热之基础。但五味药中仅青蒿有辛散透邪之力，有所不足，故临床

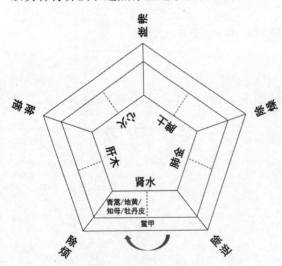

图52 青蒿鳖甲汤图解

应用时，常配伍银柴胡、金银花等辛凉之品，增强透邪之力。又甘味亦能入肾泻肾，故青蒿鳖甲汤之配伍，亦可加甘味性凉滋阴剂，如天花粉、麻仁、石斛之类。

二妙散

此方源自《丹溪心法》，为湿热下注证所设。

组方： 黄柏（苦）、苍术（苦）各15g。

配伍结构： 二苦。

功能主治： 补肾，清热燥湿，用于肾虚之湿热下注，症见筋骨疼痛，或两足痿软无力，或足膝红肿热痛，或下部湿疮，小便短赤，或湿热带下。现代常用于过敏性皮炎、毛囊炎、阴道炎、脚癣、关节炎等病见上述证候者。

方解： 肾主骨，主生殖，肾与膀胱相表里，司小便。故骨痿足痛、小便短赤、带下诸病，当责之于肾。肾主精血，故精血不足所致足痿无力，当属肾虚；肾应阴水，故阴虚阳亢所致小便短赤、红肿热痛，亦属肾虚。《辅行诀》曰："肾德在坚，以苦补之，以甘泻之，以咸润之。"故足痿无力、小便短赤诸症，当以苦味补肾治之。同时，苦味亦能泻心清热、燥脾祛湿，故湿热下注所致带下、湿疮、湿热痹证，亦可以苦味为主。二妙散以苦味黄柏，补肾清热燥湿，以苦味苍术，燥湿除痹，二药相合，补肾同时又能清热燥湿，以洁源清流，湿热同除。（图53）

阐发：《素问·生气通天论》载："湿热不攘，大筋软短，小筋弛长，软短为拘，弛长为痿。"攘，有消除之义。湿热蕴留经络，导致筋脉弛长，足不任地，步履歪斜。"湿热不攘为痿"是医家治疗痿证的依据之一。因《素问》有云：治痿独取阳明。治病者必求本，故从

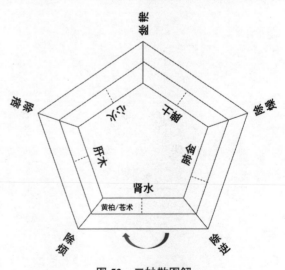

图53 二妙散图解

脾胃论治该病，又因病传于下焦，非治中州可愈，故以黄柏入肝肾清下焦之湿热。而从"汤液经法图"角度分析，本方两苦味药，为纯补肾之方，肾主骨，属下焦，故对应于足痿不能行之症。同时，苦味又能泻心清热、燥脾祛湿，故湿热之治，全在于苦味。加减配伍方面，亦可酌加甘味泻肾药，如牛膝、薏苡仁之类，即三妙丸、四妙丸，增强清利湿热之功。

2. 泻肾方

猪苓汤

此方源自《伤寒论》，是常用的利水渗湿剂。

组成： 猪苓（甘）、茯苓（甘）、泽泻（咸）、阿胶（甘）、滑石（甘苦）各一两。

配伍结构： 四甘一咸。

功能主治： 泻肾，清热利水。用于肾实之水热互结证，症见发热，渴欲饮水，小便不利，或下利，咳而呕渴，心烦不得眠等症。现代常用于慢性肾小球肾炎、肾病综合征、肾衰竭、泌尿系感染等病见上述证候者。

方解：《辅行诀》曰："肾气实则腹满，面色正黑，泾溲不利。"猪苓汤主治水热互结之证，属于水热相搏所致的小便不利，当属肾病。肾主水液代谢，故水液代谢不利则为肾实；肾水本属寒水，故寒水不足所致热象应为肾虚。其余口渴、咳嗽、心烦诸症，皆以水湿不化为本，故当治肾。《辅行诀》曰："肾德在坚，以苦补之，以甘泻之，以咸润之。"猪苓汤以甘味猪苓、茯苓泻

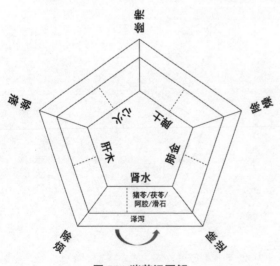

图 54　猪苓汤图解

肾以渗利小便，以甘苦兼有之滑石清热通淋，以咸味泽泻润肾、清热、利湿，以甘味阿胶滋阴润燥。诸药相合，渗湿利水为主，清热养阴为辅，则水气去，邪热清，而诸证自解。（图54）

阐发：水热互结治疗之大法，甘味利水，苦味清热，故猪苓汤虽治疗水热互结，但其组方中甘多苦少，是利水为主而清热为辅。若热重而有小便赤少等症，可加苦味药黄芩、黄柏、竹叶等，使得泻中有补，加重清热之功；若伴腹满而痛，或腰痛等症，可加生姜、芍药，辛酸化甘，泻肾同时缓急止痛。

十枣汤

此方源自《伤寒论》，是功效较为峻烈的泻下逐饮剂。

组成：甘遂（甘）、大戟（甘辛）、芫花（甘辛）各等分，大枣（甘）10枚。

配伍结构：四甘。

功能主治：泻肾，攻逐水饮。用于肾实之悬饮水肿，症见咳唾胸胁引痛，心下痞硬胀满，干呕短气，头痛目眩，或胸背掣痛不得息，舌苔滑，脉沉弦；或一身悉肿，尤以身半以下为重，腹胀喘满，二便不利。现常用于治疗胸膜炎、腹膜炎、结核性腹水、血吸虫病等病见上述证候者。

方解：《辅行诀》曰："肾气实则腹满，面色正黑，泾溲不利。肾病者，必腹大胫肿，身重嗜寝。"十枣汤所治诸证皆由水饮壅盛于里所致，水饮留于脘腹则肿胀，水停胸胁迫肺则咳唾短气，甚或胸背掣痛不得息，水停心下则痞硬胀满，水气犯胃故有干呕，水饮上扰清阳则头痛目眩，故十枣汤证为肾实证，

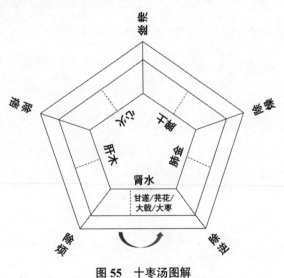

图55　十枣汤图解

且属较重之症的方剂。《辅行诀》曰："肾德在坚，以苦补之，以甘泻之，以咸润之。"重症当用峻方，故十枣汤用四甘药，功专泻肾，其中甘遂善行经隧水湿，大戟善泻脏腑水湿，芫花善消胸胁伏饮痰癖。同时，大戟、芫花兼有辛味，故其多用醋炙，取辛酸化甘之用。三药峻烈，各有专攻，合而用之，逐水之力愈著。然三药峻猛有毒，易伤正气，故以甘味大枣为佐，缓和诸药毒性，同时甘味亦可补脾，益气护胃。（图55）

阐发： 本方专用甘味，泻肾逐水力强，功效峻烈，可根据服后吐泻程度，水饮未尽去者，可次日再服，总以快利为度；若感虚劳，则应中病即止，或有体虚邪实且非攻不可者。用本方后，应以健脾补益之方固其根本，或交替应用，以防攻伐过度伤及正气。

六一散

此方源自《伤寒直格》，是常用的祛暑剂。

组成： 滑石六两（甘苦），甘草一两（甘）。

配伍结构： 二甘。

功能主治： 泻肾，清暑利湿，用于肾实之暑湿证，小便不利，身热烦渴，或泄泻。现常用于治疗中暑、急性尿道炎、急性膀胱炎等病见上述证候者。

方解：《辅行诀》曰："肾气实则腹满，泾溲不利。"六一散主治暑湿证，以小便不利兼身热烦渴为主要临床表现，故应属肾实证，当以甘味泻肾。六一散以甘苦兼有之滑石泻肾，清热除烦，通利小便；以甘味生甘草清热和中。二药合用，利水祛湿为主，清热益气为辅，使得利水而不伤正。其用量配伍，滑石六两、甘草一两，亦合于河图之数，取"天一生水，地六成之"之义。（图56）

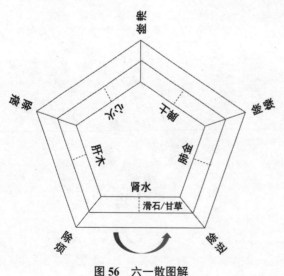

图56 六一散图解

阐发：六一散以甘味泻肾为主，苦味泻心为辅，通利小便以祛暑，定位在肾。其配伍加减亦不离肾，以苦、甘为主，若暑热较重，泾溲不利更甚，可加用苦味竹叶、甘味车前等，加强泻肾清利之用；若兼有心悸怔忡，失眠多梦，为邪热上扰心包，兼有心实证表现，则加用苦咸之朱砂，泻心安神，即益元散；若暑湿热盛，横扰肝胆，伴有血热衄血、吐血、咯血，或肝火犯肺而见温病热毒斑疹等表现，则加用苦辛之青黛，疏风清热，即为碧玉散；若暑湿兼有风寒表证，如伴微恶风寒、头痛头胀、咳嗽不爽等，是兼有肝木之病，故加辛苦味之薄荷，疏散风热，是为鸡苏散。

3. 补泻兼施方

小蓟饮子

此方源自《玉机微义》，为热结下焦之血淋所设。

组方：生地四两（苦），淡竹叶半两（苦），山栀子半两（苦），小蓟半两（甘苦），滑石半两（甘苦），木通半两（甘苦），蒲黄半两（甘），藕节半两（甘），当归半两（辛），甘草半两（甘）。

配伍结构：三苦六甘一辛，或五苦（辛甘化苦）五甘。

功能主治：补肾为主（补中有泻），凉血止血通淋。用于肾水虚实夹杂之血淋，症见小便频数，赤涩热痛，尿中见血，或血尿。现常用于急性尿路感染，急性肾小球肾炎，肾盂肾炎，蛋白尿等证属热结下焦者。

方解：肾属水，主水液代谢，故小便不利，当责之于肾。肾属寒水，其性属阴，

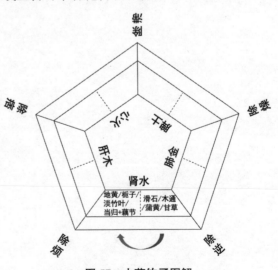

图57 小蓟饮子图解

肾虚则阴水虚，阴不藏阳，阳热盛而见热痛血淋。故小便频数，赤涩热痛，甚则热伤血络，血随尿出之血尿，当以肾虚为主。《辅行诀》曰："肾德在坚，以苦补之，以甘泻之，以咸润之。"小蓟饮子以苦味补肾为主，地黄味苦，清热凉血；淡竹叶味苦，清热利尿；栀子味苦，清热导湿下行；以甘味泻肾通淋为辅，滑石甘苦，利尿清热；木通味甘，利尿通淋；甘草味甘，补气缓急；藕节、蒲黄味甘，凉血止血。同时，辛味当归与甘味藕节配伍，一辛一甘，且均能化瘀，故辛甘化苦，止出血，祛瘀血。全方补肾为主，补中有泻，共奏凉血止血，利尿通淋之功。（图57）

阐发：苦味既能补肾养阴，又能泻心清热，生地黄清热养阴，既有苦味补肾之力，亦有苦味泻心之功，其用于血淋，证属肾水病证范畴，故以苦味补肾视之，不代表其不具有苦味泻心之用。其他如栀子、竹叶亦有此意。肾主水液代谢，苦补肾，甘泻肾，故小便之病证当以苦甘为主治之，本方加减亦不离苦甘。若热淋较重，可酌加甘味萹蓄、瞿麦，增强泻肾通淋之效；若血量较多，则加苦味大蓟、玄参以凉血止血；若瘀阻尿道痛甚，则加苦甘之牛膝，泻肾化瘀止痛。

甘草干姜茯苓白术汤

此方出自《金匮要略》，为寒湿下侵之肾着病所设。

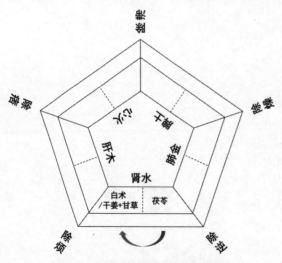

图 58 甘草干姜茯苓白术汤图解

组方：干姜四两（辛），茯苓四两（甘），甘草二两（甘），白术二两（苦）。

配伍结构：二甘一苦一辛，或三苦一甘（辛甘化苦）。

功能主治：补肾为主（补泻兼施），温阳散寒除湿，用于肾水虚实夹杂证之肾着，症见身劳汗出，衣里冷湿，身重，腰及腰以下冷痛，如坐水中，腹重，口不渴，小便自利，饮食如故。现常用于治疗坐骨神经痛、风湿性关节炎、腰肌劳损等病见上述证候者。

方解：肾主骨，腰为肾之府，故腰痛骨痛诸病，当责之于肾。《辅行诀》曰："肾病者，必腹大胫肿，身重嗜卧。虚则腰中痛，大腹小腹痛，胻足皆痛。"故身重、腹痛、腰及腰以下疼痛之肾着，当以肾虚为主。肾虚当以苦味补肾为主，甘味泻肾和咸味润肾为辅。甘草干姜茯苓白术汤，以辛味干姜与甘味甘草配伍，一辛一甘，且均可用于脘腹疼痛，故辛甘化苦，补肾温阳，散寒止痛；苦味白术，补肾燥湿；甘味茯苓，泻肾利尿。诸药合用，温阳散寒，祛湿止痛，诸症可愈。（图58）

阐发：《金匮要略心典》载："其病不在肾之中脏，而在肾之外府，故其治法不在温肾以散寒，而在燠土以胜水。甘、姜、苓、术，辛温甘淡，本非肾药，名肾着者，原其病也。"本方组成为"辛-甘-苦"结构，从"汤液经法图"观之，此配伍亦为脾土药味组合，辛味干姜辛温燥湿；甘味甘草茯苓，补脾土制肾水；苦味白术，健脾燥湿。两种角度，一则治肾，一则治脾，从"肾着"之名及腰痛之位，本书以补肾解之。又可有第三种角度，辛味干姜补肝，甘味甘草缓肝，苦味白术补肾，甘味茯苓泻肾，此乃补肝补肾，温阳利水之方。

八正散

此方源自《太平惠民和剂局方》，是常用的利湿清热剂。

组成：车前子（甘）、瞿麦（甘）、萹蓄（甘）、滑石（甘）、栀子（苦）、木通（甘苦）、甘草（甘）、大黄（咸）各等分。

配伍结构：六甘一苦一咸。

功能主治：泻肾为主

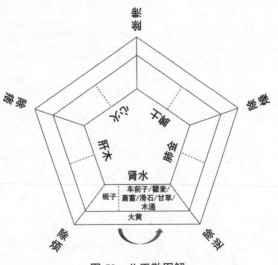

图59 八正散图解

（泻中有补），清热泻火，利水通淋。主治肾水虚实夹杂证之热淋血淋，症见小便浑赤，溺时涩痛，淋沥不畅，甚或癃闭不通，小腹急满，口燥咽干等症。现常用于治疗急性肾盂肾炎、急性前列腺炎、泌尿系结石等病见上述证候者。

方解：肾主水液代谢，《辅行诀》曰："肾气实则腹满，泾溲不利，肾气虚则厥逆，肾病者，必腹大胫肿。"八正散所治之证，以小便淋漓甚或癃闭为主要表现，兼有腹满、血尿，邪热内蕴而有口干之象，当属肾实为主，夹杂虚证。肾实当以甘味泻之，肾虚当以苦味补之。八正散以六个甘味药为主，车前子、瞿麦、萹蓄、滑石、木通，清热利湿，配合甘草缓诸药之急，同时用灯心草煎汤代水，亦属甘味泻肾之意。同时，以苦味栀子，补肾坚阴；以咸味大黄，泻热降火。诸药联用，共奏清热通淋之功。（图59）

阐发：八正散重用甘味，同时配合一苦一咸两药，以泻为主，补泻兼施，增减一两味药不会改变泻肾之义，故临床常配伍使用。如兼有血淋，可加用小蓟、白茅根，凉血止血；兼有石淋者，可加金钱草、海金沙，化石通淋；膏淋者，可加萆薢、菖蒲，分清化浊。

六、肝木心火共治方十五首

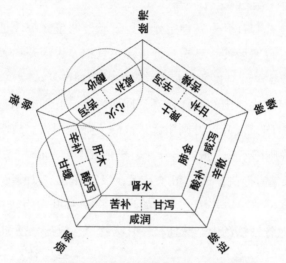

图 60 "汤液经法图"中肝木心火共治方的定位

肝德在散。以辛补之，酸泻之；肝苦急，急食甘以缓之。

心德在奥。以咸补之，苦泻之；心苦缓，急食酸以收之。

——《辅行诀五脏用药法要》

1. 以补为主方

桂枝甘草龙骨牡蛎汤

此方源自《伤寒杂病论》，为治心阳不足证的代表方。

组成：桂枝一两（辛），甘草二两（甘），牡蛎二两（咸），龙骨二两（酸）。

配伍结构：一辛一咸一甘一酸。

功能主治：补心补肝，安神定悸，用于心肝两虚之惊悸证。症见心悸失眠、心胸憋闷、畏寒肢冷、气短自汗、面色苍白、舌淡苔白等。现常用于心律失常、心功能不全、神经官能症等病属心肝两虚证者。

方解：五行之内，阳气升降循环，周而复始，肝木升阳，心火长阳，肺金敛阳，肾水藏阳，该升不升则阳虚，该降不降则阳盛。故阳虚当责之于肝木与心火，肝虚则阳不升，肢冷自汗，心虚则阳不长，心悸气短，法当心肝两补，补气升阳。《辅行诀》曰："肝德在散，以辛补之，以酸泻之，以甘缓之；心德在耎，以咸补之，以苦泻之，以酸收之。"故补肝当用辛甘，补心当用咸酸。桂枝甘草龙骨牡蛎汤由辛味桂枝、甘味甘草、咸味牡蛎和酸味龙骨组成，一辛一甘，一咸一酸，正合肝心同补之意。其中，桂枝辛温，温振阳气，温通血脉；甘草甘平，补气和中，缓急止痛；牡蛎咸寒，重镇安神，潜阳滋阴；龙骨酸平，镇惊安神，敛汗收心。四药合力，阳气得复，心神得安，血行得畅，则诸症悉除。（图61）

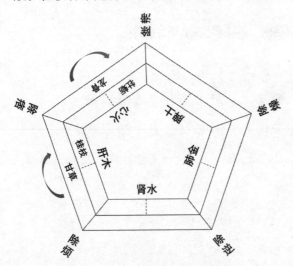

图61 桂枝甘草龙骨牡蛎汤图解

阐发：桂枝甘草龙骨牡蛎汤与桂枝加龙骨牡蛎汤，

看似组方相似，实则差别不小。前方中仅有桂枝汤中的桂枝、甘草，辛甘补肝，属纯补不泻，后方中含有整个桂枝汤，辛酸甘同用，属补泻兼施，有泻肝之意，故桂枝加龙骨牡蛎汤可用于少腹拘急之肝实证。黄煌《经方100首》中所载桂枝加龙骨牡蛎汤，桂枝用10～15g，而芍药用15～20g，意在加大芍药用量，增强其味酸泻肝之用。大塚敬节也认为此方之腹证往往有腹直肌拘挛、腹部跳动亢进等抽搐表现，亦为肝实病证之象。

牵正散

此方源自《杨氏家藏方》，是治疗风痰阻于头面经络之常用方。

组成：白附子（辛）、白僵蚕（咸）、全蝎（咸）各等分，并生用，共为细末，每服3g，热酒调下，不拘时候。

配伍结构：二咸一辛。

功能主治：补肝补心，祛风化痰止痉，用于心肝两虚之中风口眼歪斜。

方解：牵正散所治之证，为风夹痰邪，上扰头面，而致经隧不利，筋肉失养之证，中风、痉证等皆可用之。中风的病证发展由浅入深，皆伴随神志等相关证候：轻者有神昏，甚则为谵语，乃至昏仆、不省人事等，由心所主；至于痉证，其病位在筋脉，由肝所主。《辅行诀》曰："肝德在散，以辛补之；心德在耎，以咸补之。"故牵正散以咸味药僵蚕、全蝎补心，通络化痰，以辛味药白附子入阳明走头面，补肝祛风，同时用热酒调服，借其辛散之力，助通血脉，引药入络，而取补心补肝，祛风化痰止痉之效。（图62）

阐发：牵正散单用补味，以咸补心，以辛补肝，功专补益，故为峻烈之方，且风性善行而数变，故该方在临证使用中需注意证候变化，中病即止。

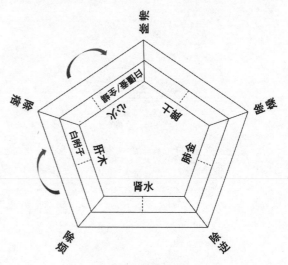

图62 牵正散图解

复元活血汤

此方源自《医学发明》，为治瘀阻气滞证的代表方。

组成： 柴胡半两（辛酸），瓜蒌根三钱（甘），当归三钱（辛），红花二钱（辛），甘草二钱（甘），穿山甲二钱（咸），大黄一两（咸），桃仁五十个（辛）。

配伍结构： 四辛二咸二甘。

功能主治： 补肝补心，活血化瘀通络，用于肝心两虚之瘀阻气滞证，症见肌肤色紫，或肩背痛，或腰腿痛，或全身疼痛、痛不可忍，舌暗或紫，脉涩或弦。现常用于软骨炎、肌肉组织损伤、肋间神经痛、乳腺增生、冠心病等病见上述证候者。

方解： 五脏病皆有痛症，肝病则胁痛，心病则胸痛，脾病则肌肉痛，肺病则肩背痛，肾病则腰腿痛。其中与气滞血瘀相关的痛症，病位则首推肝心两脏。肝气主升主行，故肝虚则气滞；肝藏血，心主血，故肝虚心虚则血虚。《辅行诀》曰："肝德在散，以辛补之，以酸泻之，以甘缓之。心德在耎，以咸补之，以苦泻之，以酸收之。"故肝虚心虚之气滞血瘀证，应以辛咸补之。复元活血汤以柴胡、当归、红花和桃仁之辛补肝，疏肝行气，活血止痛，以穿山甲和大黄之咸补心，逐瘀通经，散结止痛；辅以甘草和瓜蒌根之甘，润燥消瘀，缓急止痛。诸药共用，以奏活血消瘀，散结止痛之功。（图63）

阐发： 复元活血汤之方，以辛咸甘为主，其中辛补肝，止胁痛，可用于肋间神经痛；咸补心，止心痛，可用于冠心病；甘补脾，止肌肉痛，可用于肌肉组织痛；辛甘化苦补肾，止腰腿痛，可用于腰膝软骨炎。但方中缺少酸

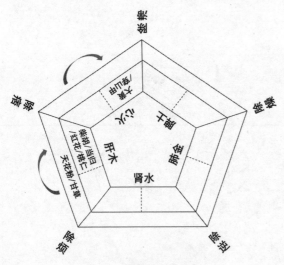

图63 复元活血汤图解

味药，补肺之力弱，柔肝舒筋之力亦弱，故不宜用于阴虚痉挛性疼痛。临床应用时，可酌加酸味药，以增强补肺泻肝之力，如芍药、枳壳、山茱萸之类。

炙甘草汤

此方源自《伤寒杂病论》，为治太阳病"脉结代、心动悸"代表方。

组成： 炙甘草四两（甘），生姜三两（辛），人参二两（甘），生地黄一斤（苦），桂枝三两（辛），阿胶二两（甘），麦门冬半升（酸甘），麻仁半升（甘咸），大枣三十枚（甘）。

配伍结构： 五甘一苦二辛一酸，或五咸二辛一酸一甘（苦甘化咸）。

功能主治： 补心补肝（补中有泻），益气养阴定悸。用于肝心两虚证之心动悸（心阴阳两虚证），症见心悸、怔忡，胸闷气短、头晕口干，自汗盗汗、咳嗽气喘等。现常用于病毒性心肌炎、病态窦房结综合征、冠心病、心力衰竭等病见上述证候者。

方解： 心病者，心跳妄动也，有虚有实，虚则血气少，心中动悸，时悲泣；实则血气盛，面赤心烦，笑不休。心阴阳两虚证以阳虚气短之怔忡与阴虚口干之烦热为主，法当补之。《辅行诀》曰："心德在耎，以咸补之，以苦泻之，以酸收之。"炙甘草汤以苦味生地黄滋阴养血，同时配以甘味炙甘草益气温阳，甘味人参补气安神，甘味阿胶滋阴养血，甘味麻子仁养阴润燥。苦味药虽仅一味但用量大，甘味药虽四味但用量小，一苦四甘，均可用于治疗心悸心烦，故而苦味与甘味总体平衡，苦甘化咸补心。酸味麦门冬养阴收心，安心神，止烦渴。咸酸同用，补心收心。桂枝辛温解表，生姜辛温祛痰，配以甘味大枣、甘草，辛甘同用，补肝缓肝。诸药同用，咸酸补心，辛甘补肝，心肝

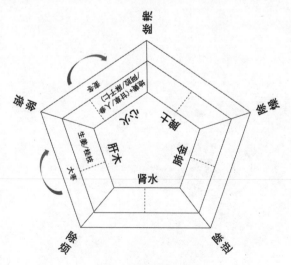

图64 炙甘草汤图解

同补，以补心为主，用于心阴阳两虚证。（图64）

阐发： 炙甘草汤虽以"甘草"命名，但从主治病症来看，其主药还应包含地黄。原因在于，从"汤液经法图"来看，甘味药甘草能补脾，能泻肾，能缓肝，唯独不入心。只有与方中唯一的苦味药配伍，苦甘化咸才可入心补心，一则养心定悸，二则阴阳双补。故炙甘草汤之主药，当有苦味地黄。同时，《方剂学》记载本方可用于虚劳肺痿证，于理亦通。从配伍结构看，炙甘草汤为"五甘一苦二辛一酸"，五味配伍化合后变或"五咸二辛一酸一甘"。《辅行诀》曰："肺德在收，以酸补之，以咸泻之，以辛散之。"炙甘草汤可变化为"六咸二辛一酸"的配伍结构，正合肺金用药之意，以泻肺为主，补泻兼施，用于肺金虚实夹杂证，症见咳嗽有痰、气短盗汗、手足心热等。

本方之加减用药，亦不离咸与辛。失眠者应安神，加茯苓、远志，茯苓甘、远志苦，苦甘化咸；胸痛者应止痛，加薤白、瓜蒌，薤白苦，瓜蒌甘，苦甘化咸；气喘者应纳气，加蛤蚧、黄芪，蛤蚧咸，黄芪辛甘；舌紫者应活血，加川芎、丹参，川芎辛，丹参辛苦；夹痰者应化痰，加菖蒲、半夏，菖蒲辛，半夏辛；胸闷者应行气，加厚朴、枳实，厚朴咸，枳实酸，酸咸化辛。故其加减大法，要么增咸，要么增辛，随证治之。

苏合香丸

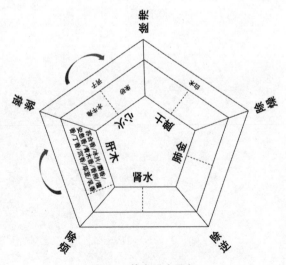

图65 苏合香丸图解

此方录自《外台秘要》，为温开代表方。

组成： 苏合香（辛）、龙脑冰片（辛苦）各一两，麝香（辛）、安息香（辛）、青木香（辛）、香附（辛）、白檀香（辛）、丁香（辛）、沉香（辛）、荜茇（辛）各二两，乳香一两（辛），白术（苦）、诃子（酸）、朱砂（咸苦）、水牛角浓缩粉（苦咸）

各二两。

配伍结构：十一辛二咸一苦一酸。

功能主治：补肝兼有补心，芳香开窍，行气止痛，用于肝心两虚之寒闭证，症见突然昏倒、牙关紧闭、不省人事、手足不温，口淡不渴，舌淡，苔薄白，脉沉。现常用于冠心病心绞痛、高脂血症、心肌梗塞、乙型病毒脑炎、流行性脑脊髓膜炎、肝昏迷等病见上述证候者。

方解：肝木主升阳，肝木主气机，故阳虚气郁气闭诸证、手足不温诸逆，当从肝虚论治。心主神明，心主血脉，故内伤外感所致气机郁闭、蒙蔽清窍，而又扰乱神明、昏迷厥逆者，亦当从心虚论治。《辅行诀》曰："肝德在散，以辛补之，以酸泻之，以甘缓之。心德在耎，以咸补之，以苦泻之，以酸收之。"故肝虚合并心虚证，当以辛咸为主。苏合香丸以苏合香、麝香、安息香、青木香、香附、白檀香、丁香、沉香、乳香、冰片与荜茇之辛为主，芳香化湿，开窍醒神，行气活血，辟秽止痛，构成全方功效主体；辅以酸味中药诃子，固守敛气，苦味中药白术，健脾燥湿；再配以苦咸兼有中药朱砂与水牛角，补心定惊的同时泻心清热，也防辛温燥烈太过。诸药合用，以奏芳香开窍，行气止痛之效。（图65）

阐发：苏合香丸以辛多苦少配伍为主，安宫牛黄丸以辛苦同等配伍为主，辛多则补肝强，而苦多则泻心强，故二者之同在于补肝，二者之别在于补心或泻心，即现代所谓温开凉开之异也。苏合香丸之加减，若气虚者，则加甘味人参、甘草与山药，补脾缓肝；若阳虚者，则加辛味干姜、桂枝或附子，增强全方补肝温阳之力；若神志不安者，加苦味远志或辛味石菖蒲，亦不离辛苦咸之味。

羚角钩藤汤

此方源自《通俗伤寒论》，为凉肝息风的代表方。

组成： 羚羊角一钱半（酸咸），钩藤三钱（甘），霜桑叶二钱（酸辛），菊花三钱（辛），生地黄五钱（苦），白芍三钱（酸），川贝母四钱（咸），淡竹茹五钱（苦），茯神木三钱（甘），生甘草八分（甘）。

配伍结构： 三酸四甘一辛二苦一咸，或五酸四甘一辛一苦（苦咸化酸）。

功能主治： 泻肝泻心为主（泻中有补），凉肝息风，舒筋止痉。用于心肝俱实之热盛生风证，症见手足抽搐，甚则痉厥，头晕目眩、高热烦闷等。现常用于高血压、高脂血症、流行性乙型脑炎、血管神经性头痛等。

方解： 诸风掉眩，皆属于肝，诸暴强直，皆属于风。故手足抽搐，痉厥瘛疭，皆应治肝。诸躁狂越，皆属于火。诸热瞀瘛，皆属于火。肝木生心火，肝病及心。故手足抽搐伴高热烦躁，当属木病及火。此等木火实证，法当泻木泻火。《辅行诀》曰："肝德在散，以辛补之，以酸泻之，以甘缓之。心德在耎，以咸补之，以苦泻之，以酸收之。"羚角钩藤汤以羚羊角、钩藤为君药，

其中，羚羊角酸咸，泻肝收心，解痉清热；钩藤甘平，缓肝止痉，平肝息风；配以白芍、桑叶，味酸泻肝，柔肝养血；再配以菊花，味辛补肝，疏散风热，茯神和甘草，味甘缓肝，祛痰安神，缓急柔筋。再加上苦味生地黄清心凉血，苦味淡竹茹与咸味川贝母清热化痰，苦咸同用，治痰热扰心；同时，

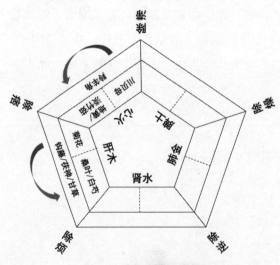

图 66 羚角钩藤汤图解

医方图解——以『汤液经法图』解读方剂配伍之秘

淡竹茹与川贝母配伍，一苦一咸，且均能消痰定悸，故苦咸化酸，增强酸味泻肝收心之力。诸药同用，酸苦甘咸，泻肝为主，泻心为辅，补泻兼施，共奏凉肝息风、增液舒筋之功。（图66）

阐发： 羚角钩藤汤为平肝息风、肝热生风之代表方。肝热生风的核心，在风与热，在肝与心，在木与火，故此类病证乃肝木心火共病，或曰肝病及心，治疗上需肝心同泻。泻肝用酸，泻心用苦，故酸苦同用，又酸能收心除烦定悸，苦咸化酸，故酸味为主，苦咸为辅。同时配以甘味药和辛味药，一则缓肝止痉，二则辛甘化苦泻心。如此来看，全方辛咸甘酸苦五味俱全，但以酸甘泻肝缓肝为主，苦咸治心为辅，以此成方。此种配伍结构，如用《辅行诀》所载大泻肝汤之肝肾同泻之理解析，似乎也通。因母能令子虚，泻肝应同时泻肾，泻肝用酸，泻肾用甘，酸甘同用是也。但肾实病证之腹满、足胫肿，羚角钩藤汤所治皆不涉及。此乃巧合，还是另一种规律？有待深入研究。

镇肝息风汤

此方源自《医学衷中参西录》，为治肝阳化风证代表方。

组成： 怀牛膝一两（苦甘），生赭石一两（咸），生龙骨五钱（酸），生牡蛎五钱（咸），生龟板五钱（苦咸），生杭芍五钱（酸），玄参五钱（苦），天冬五钱（酸），川楝子二钱（辛），生麦芽二钱（辛），茵陈二钱（苦辛），甘草一钱半（甘）。

配伍结构： 四苦三酸二咸二辛一甘。

功能主治： 泻肝泻心（泻中有补），滋阴潜阳，镇肝息风，用于心肝两实证之类中风。症见头晕头痛、目眩目胀、视物模糊、脑部热

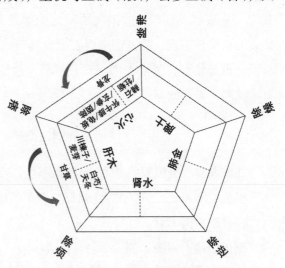

图67 镇肝息风汤图解

痛、心中烦热、面色如醉，或时有噫气，或手足颤动，或手指麻木，舌红或绛，苔黄，脉弦或滑。现代常用于高血压、高脂血症、血管神经性头痛、精神分裂症等病见上述证候者。

方解： 肝木主升，肝木主筋，肝木应风，肝开窍于目，肝虚则惊悸恐惧，肝实则目赤胁痛，故肝阳上亢所致内风诸症，头晕头痛、目眩目张、筋脉拘挛、手足麻木等，皆当以肝木实证论治。阳亢为热，热扰心胸，故现心中烦热、面色如醉，风热逆乱于上，则见脑部热痛、舌红绛，此当以心火实证论治。《辅行诀》曰："德在散，以辛补之，以酸泻之，以甘缓之；心德在耎，以咸补之，以苦泻之，以酸收之。"故心肝两实证，当以酸苦为主治之。镇肝息风汤以龙骨、白芍与天冬之酸，滋阴清热，柔肝息风，止惊止烦；以龟甲、玄参与牛膝之苦，滋阴潜阳，清热凉血，活血止痛；以茵陈之苦辛，清利湿热；同配以代赭石与牡蛎之咸，镇惊安神；配以川楝子与麦芽之辛，行气消食；辅以甘草之甘，缓急止痛。同时，牡蛎与龟甲配伍，一咸一苦，且均可滋阴潜阳，故咸苦化酸，增强泻肝息风之力。诸药联用，使得全方在泻肝泻心的同时，泻中有补，补泻兼施，共奏滋阴潜阳、镇肝息风之效。（图67）

阐发： 镇肝息风汤，从名称论，当属肝木疾病无疑，历代均从肝肾阴虚、阴虚生风角度理解，但从"汤液经法图"角度看，此实为心肝两实证。其一，所谓母子同病，母病及子，心火为肝木之子，故肝阳化风证，容易牵涉心火。其二，从症状表现看，肝阳化风所见脑部热痛、心中烦热、面赤舌红诸症，确属心火实证表现，故其理应泻心火。其三，苦泻心，咸补心，而苦咸化酸，故治心就是治肝，补心加泻心就是泻肝，故镇肝息风汤不仅有苦味药，而且有咸味药，即是此意。

酸枣仁汤

此方源自《金匮要略》，为心肝血不足，虚烦扰心所设。

组成： 酸枣仁二升（酸），知母二两（苦咸），川芎二两（辛），茯苓二两（甘），甘草一两（甘）。

配伍结构： 一酸一苦一辛二甘，或一酸三苦一甘（辛甘化苦）。

功能主治： 泻心泻肝（泻中有补），兼有补肺，清热除烦，养血安神。用于心肝实证合并肺虚证之失眠，症见虚烦失眠、心悸不安，头晕目眩，爪甲失泽，急躁盗汗，咽干口燥，舌红少苔或薄黄，脉弦细。现常用于神经衰弱、内分泌失调、围绝经期综合征、抑郁症等病见上述证候者。

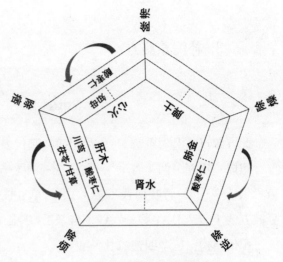

图68　酸枣仁汤图解

方解：心病者，则心中憺憺大动，虚实皆可见。心主神明，心实则热扰心神，失眠多梦。肝藏血，肝主筋，肝虚则头晕目眩，肝实则筋脉拘挛，爪甲失泽。肺主阴气收敛，肺虚则虚阳上浮，口燥咽干。故心烦失眠、头晕目眩、咽干口燥诸症，当治心肝肺。《辅行诀》曰："心得在奥，以咸补之，以苦泻之，以酸收之；肝德在散，以辛补之，以酸泻之，以肝缓之；肺德在收，以酸补之，以咸泻之，以辛散之。"故心实肝实合并肺虚之证，当以酸味为主治之。故酸枣仁汤以大剂量酸枣仁之酸为主，入心入肝又入肺，宁心安神，泻肝柔筋，补肺滋阴；以知母之苦咸为辅，泻心清热，生津润燥；以辛味川芎与甘味茯苓、甘草配伍，补肝行血，止晕定眩；且川芎与茯苓配伍，一辛一甘，均可用于胸痹心烦，故辛甘化苦，泻心安神。诸药联用，补泻兼施，心肝肺同调，以奏养血安神之效。（图68）

阐发：酸枣仁汤治心，其主导药味以酸苦为主。若虚热逼津外泄兼见盗汗者，可加咸味牡蛎、酸味五味子补心敛汗；若兼心悸易惊者，可加咸味龙齿、酸味珍珠母镇心安神；若虚火内扰，烦躁不安甚者，可加酸味白芍、豆豉收敛心神，苦味栀子、生地黄泻心除烦。《圣济总录》卷三十二亦记载酸枣仁汤，治发汗后，不得眠睡，或虚劳烦扰，气奔胸中不得眠。方中易川芎为桂，加酸味石膏敛阴清热，治发汗后之心阴受损，加甘味人参，补肝缓肝，治肝虚则气上冲心之证，亦不外其理。

3. 补泻兼施方

银翘散

此方源自《温病条辨》，为治温病初起代表方。

组成： 连翘一两（苦辛），金银花一两（辛苦），苦桔梗六钱（苦辛），薄荷六钱（辛苦），竹叶四钱（苦），生甘草五钱（甘），荆芥穗四钱（辛），淡豆豉五钱（酸辛），牛蒡子六钱（苦辛），芦根（甘）。

配伍结构： 三辛四苦二甘一酸。

功能主治： 补肝兼泻心，疏风清热，用于肝虚合并心实之温病，症见发热、微恶寒、汗出不畅、头痛咽痛、咳嗽口渴、舌红苔薄黄，脉浮数。现常用于流行性感冒、上呼吸道感染、麻疹初起、急性腮腺炎、过敏性荨麻疹等病符合风热表证者。

方解： 肝木应风，辛以疏风，心火应热，苦以清热，风热外感则疏风清热，当以辛苦配伍为主。银翘散以连翘、金银花为君药，两者皆兼具辛苦之味，辛能疏风，苦能清热。配以牛蒡子、薄荷，亦辛苦之药，辛能透表，苦能利咽。四药联用，构成辛苦配伍之主体。同时，荆芥穗味辛，疏风解表；桔梗、竹叶味苦，清热利咽；淡豆豉酸辛，除烦解表；甘草、芦根味甘，清热生津。方中以酸收心，助苦泻心清热；以甘缓肝，助辛补肝祛风；又桔梗与甘草配伍，一苦一甘，且均能祛痰止咳，故苦甘化咸，泻肺止咳。诸药配伍，辛能解表祛风，苦能清热利咽，甘能止痛生津，共奏辛凉解表之功。（图69）

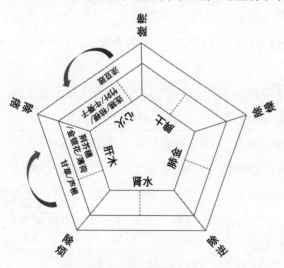

图 69　银翘散图解

阐发：风寒则辛温治之，风热则辛凉治之，世人皆知，但"汤液经法图"中并无寒热，如何解释？其一，风寒、风热皆随风侵犯人体，治之皆以疏风为要，疏风则用辛，味辛皆属木，桂枝味辛，性温，而薄荷亦味辛，性凉。故味辛之药，当有寒热温凉之别，而"汤液经法图"漏此矣。其二，风寒应辛温治之，辛味补肝为升，温性亦为升，故其治在肝木本脏，用辛补之即可。而风热应辛凉治之，辛味补肝为升，但凉性为泻心当降，故其治在肝心两脏，用辛补肝，用苦泻心。故辛温与辛凉之治，看似一字之差，实则有脏腑多少之别。就此二说，孰是孰非？有待研究。

血府逐瘀汤

此方源自《医林改错》，为治气滞血瘀证的代表方。

组成：桃仁四钱（辛），红花三钱（辛），当归三钱（辛），生地黄二钱（苦），川芎一钱半（辛），赤芍二钱（苦酸），牛膝三钱（苦甘），桔梗一钱半（苦辛），柴胡一钱（辛酸），枳壳二钱（酸辛），甘草一钱（甘）。

配伍结构：五辛四苦一酸一甘。

功能主治：补肝兼泻心为主，行气活血止痛，用于肝虚合心实之胸中瘀血证，症见胸痛、头痛、胃痛、心胸烦热、心悸失眠、急躁易怒，唇舌紫暗有瘀斑，脉细或涩等。

方解：肝藏血，心主血，诸热瞀瘛，诸痛痒疮，皆属于心。故血瘀、血热之病证，当责之于肝、心。肝病者，两胁下痛，气机升降不利，气血郁滞之疼痛，当属肝木之虚实夹杂，以虚为主，应以补肝为主。心病者，心胸内痛，面赤烦热，当属心实病证，应泻心收心。《辅行诀》曰："肝德在散，以辛补

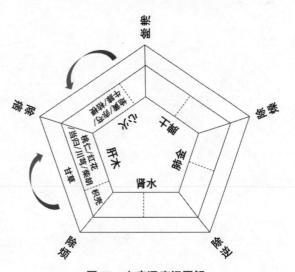

图70 血府逐瘀汤图解

之，以酸泻之，以甘缓之。心德在缓，以咸补之，以苦泻之，以酸收之。"补肝当用辛，泻心当用苦。血府逐瘀汤以辛苦同用为主，其中，桃仁红花之辛，活血通经止痛；当归川芎之辛，行气活血止痛；柴胡之辛，疏肝理气止痛；生地赤芍之苦，清热凉血养阴；牛膝之苦，补肾通经止痛；桔梗之苦，祛痰开宣止痛。辛苦同用，升降相合，气血通畅而痛自止。再辅以酸味枳壳行气止痛，甘味甘草益气缓肝。诸药同用，心肝同治，以奏活血化瘀，理气止痛之效。（图70）

阐发：《中国药典》所载，当归辛、川芎辛、红花辛，而桃仁为苦甘。为何此处视之以辛？原因有二：其一，从功效上看，桃仁活血化瘀，润肠通便，既不能泻心清热，也不能补肾坚阴，更不能燥脾祛湿，故其苦味似无实效。其二，五果配五味，枣甘、李酸、栗咸、杏苦、桃辛。杏为苦，故杏仁味苦，桃为辛，则桃仁味辛。辛以散血故能活血，辛以散肺故能滑肠通便。血府逐瘀汤之加减，亦不离辛苦之味。例如，若瘀血明显者，则加水蛭、虻虫，此二药虽味咸，但与方中枳壳、柴胡之酸配伍化合，酸咸化辛，增强活血破瘀之功。若大便干结者，则加大黄、牡丹皮，其中，牡丹皮苦，而咸味大黄与酸味枳壳亦可配伍化辛。若心痛明显者，则加冰片、麝香，此二药皆为极辛开窍之品，更增血府逐瘀汤散通气血之功。

安宫牛黄丸

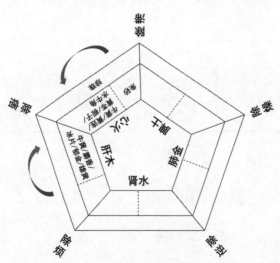

图71 安宫牛黄丸图解

此方源自《温病条辨》，为凉开代表方。

组成：牛黄（辛苦）、郁金（辛）、黄连（苦）、朱砂（咸苦）、栀子（苦）、雄黄（辛苦）、黄芩（苦）各一两，水牛角浓缩粉一两（苦咸），冰片（辛苦）、麝香（辛）各二钱五分，珍珠五钱（酸）。

配伍结构：五辛四苦一咸一酸。

功能主治：补肝泻心，开窍醒神，清热解毒，用于心实肝虚之热闭证，症见高热烦躁、神昏谵语、口干舌燥、痰涎壅盛，或喉中痰鸣，舌红或绛，苔腻，脉滑或数。现常用于治疗脑血管疾病、乙型脑炎、流行性脑脊髓膜炎、尿毒症、中毒性痢疾、肝昏迷等病见上述证候者。

方解：诸风掉眩，诸暴强直，皆属于肝。故惊厥、昏迷诸症，当从肝木论治。肝木主升，调畅气机，肝虚则气滞气郁，甚者气闭昏迷。诸热瞀瘛，诸躁狂越，皆属于心，故高热、谵语、烦躁诸症，当从心火论治。心虚则气血不足，心实则高热吐衄。故高热惊厥、神昏谵语之证，当从肝木心火论治；《辅行诀》曰："肝德在散，以辛补之，以酸泻之，以甘缓之。心德在奭，以咸补之，以苦泻之，以酸收之。"故肝虚合并心实之证，当以辛苦治之。安宫牛黄丸以辛苦兼具之牛黄为君药，清热解毒，开窍豁痰；辅以麝香、雄黄、冰片与郁金之辛，开窍醒神，行气活血，解郁祛痰；更以水牛角、黄连、黄芩与栀子之苦，清热解毒，镇惊安神，凉血燥湿。同时，配以咸苦朱砂，解毒镇惊，酸味珍珠母，收敛定惊。诸药合用，辛苦并用，植物药、动物药与矿物药同用，以奏清热解毒、开窍醒神之效。（图71）

阐发：辛开苦降之方众多，而以安宫牛黄丸为最高峰。原因之一，安宫牛黄丸组方精炼，五辛四苦一咸一酸，无甘味药之缓性，直达病所，味少力专。若脉虚者，则需用甘味人参汤服下，力缓更易接受。原因之二，安宫牛黄丸集草木、动物与矿石于一身，既有麝香与雄黄之辛，又有水牛角与朱砂之苦，用于开窍则走破力专，用于清热则杀伐力强。后世据此加减演化，而成方者不可胜数。

仙方活命饮

此方源自《校注妇人大全良方》，为治阳痈证代表方。

组成：金银花三钱（苦辛），防风（辛）、白芷（辛）、当归尾（辛）、赤芍（苦酸）、甘草（甘）、皂角刺（辛）、穿山甲（咸）、贝母（咸）、天花粉（甘）、乳香（辛）、没药（辛）各一钱，陈皮三钱（辛酸）。

配伍结构：七辛二苦二咸二甘，或六辛四苦二咸一甘（辛甘化苦）。

功能主治：补肝泻心为主（补泻兼施），消肿溃坚，清热解毒，用于肝虚合心虚夹杂之阳痈证，症见局部红肿焮痛，或发热，或恶寒，口渴、舌红、苔黄、脉数。现常用于蜂窝组织炎、化脓性扁桃体炎、乳腺炎、疖肿、深部脓肿等化脓性炎症见上述证候者。

方解： 诸痛痒疮，皆属于心，疮疡当从心论治。而疮痈肿痛已成，瘀热壅滞于脉络，则需消散溃坚。故阳痈之治，一则泻心清热，一则补肝散痈溃坚。《辅行诀》曰："心德在耎，以咸补之，苦泻之，酸收之。肝德在散，以辛补之，以酸泻之，以甘缓之。"故辛苦同用，清热溃坚为大法。仙方活命饮以苦辛之"疮家圣药"金银花为君，清热解毒，消肿止痛；配以防风、白芷、当归、皂角刺、乳香、没药与陈皮之辛，行气活血，消肿排脓，祛痰散瘀，增强全方溃坚散瘀之力；配以赤芍之苦，凉血活血，再以白芷与天花粉配伍，一辛一甘，且均能消肿排脓，故辛甘化苦，增强消痈祛瘀止痛之力；辅以咸味药穿山甲与贝母，消痰散结，通络止痛。诸药合用，共奏清热溃坚止痛之功。（图72）

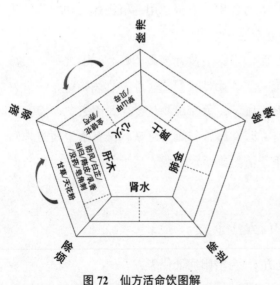

图72 仙方活命饮图解

阐发： 疮疡肿毒之治，法当辛咸苦同用，以辛咸散结溃坚，以苦泻心，两者不可偏废，过用辛咸则毒热难去，过用苦味则痰瘀难除。如此观之，所有治痈疽疮疡之剂，要么辛多苦少，要么辛少苦多，各有所用之处。辛多苦少如仙方活命饮，散结消痰力强，如要增清热解毒之力，则加紫花地丁、连翘、野菊花之苦。辛少苦多如银花解毒汤，清热解毒力强，如要增散结消痰之力，则加蒲公英、当归、川芎之辛。

大秦艽汤

此方源自《素问病机气宜保命集》，为风邪初中经络证所设。

组成：秦艽三两（苦辛），川芎二两（辛），当归二两（辛），细辛半两（辛），独活二两（辛），羌活一两（辛），防风一两（辛），白芷一两（辛），白芍二两（酸），甘草二两（甘），黄芩一两（苦），石膏二两（酸），白术一两（苦），生地黄一两（苦），熟地黄一两（苦），白茯苓一两（甘）。

配伍结构：八辛四苦二酸二甘。

功能主治：补肝泻心为主，疏风清热，养血活血，用于肝虚合心实之中风中经络，症见口眼㖞斜，舌强不能言语，手足不能运动；或兼恶寒发热，肢节疼痛。

方解：诸风掉眩，皆属于肝，肝为风脏，风气与肝相通。故风邪初中经络所见口眼㖞邪，言语不利，手足不能运动诸症，以及风邪外袭所见恶寒发热、肢节疼痛诸症，皆当治肝，并以补肝散风邪为主。诸疮痛痒，皆属于心，心开窍于舌。故风邪外中所见舌强不能言语，皆当治心，并以泻心清邪热为主。《辅行诀》曰："肝德在散，以辛补之，以酸泻之，以甘缓之。心德在耎，以咸补之，以苦泻之，以酸收之。"大秦艽汤以大队辛味药，补肝疏风，秦艽味辛，祛风清热，通经活络，川芎味辛，行气活血，当归味辛，补血活血，防风、细辛、白芷味辛，祛风解表，独活、羌活味辛，散寒祛湿，白芍味酸，养阴柔肝，甘草味甘，缓急止痛。同时，以苦味生地、黄芩，泻心清热，苦味熟地，滋补肾阴，酸味石膏，止烦生津，苦味白术，甘味茯苓，燥湿健脾。全方各药配伍，以补肝泻心为主，兼顾脾肾，共奏祛风清热，养血通络之效。（图73）

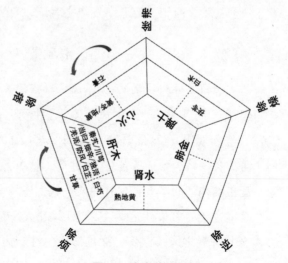

图73 大秦艽汤图解

阐发：《素问病机气宜保命集》载本方主治"中风外无六经之形证，内无便溺之阻格。知血弱不能养筋，故手足不能运动，舌强不能言语，宜养血而筋自荣"。李东垣曰："中血脉用大秦艽汤，中腑用小续命汤，中脏用三化汤。"汪昂认为"此六经中风轻者通剂"，在历版《方剂学》教材中，将"大秦艽汤"均归属于"疏散外风"类方，是治疗"风邪初中经络证"的代表方剂。但是，明代张景岳曾在《景岳全书》论续命汤时提出质疑："夫秦艽汤虽有补血之药，而寒散之剂居其半。夫既无六经之外邪，而用散何为也？既无阻隔之火邪，而用寒何为也？寒散既多，又果能养血气而壮筋骨乎？秦艽汤且不可，愈风汤则尤其不可者也。吾不知用此法者，果出何意？"近代张山雷评价本方："所谓普通之中经络、中腑、中脏三纲，无例可援……复能制造一外无形症、内无阻隔之通用套方，亦可谓无聊之极思。然方下主治，虽若自成一局，而所用之药，依旧防风、羌、独、细辛、芎、归，仍不离乎续命、愈风之大旨。又幸其灵机一动，想出'血弱不能养筋'六字，乃更悟到生熟二地可以养血，遂不伦不类，杂凑成方。"从"汤液经法图"分析，本方配伍结构为"八辛四苦二酸二甘"，以辛为主，以苦酸为辅，此为寒热并用、补泻兼施方，既能发散风邪，又能养血柔筋。与小续命汤相比，可谓是增苦增酸之剂，但依然是辛多酸少。如若真是疏风与养血同重，则应加酸，或加咸以苦咸化酸，但如此一来，则会弱化疏风散邪之力。故曰：鱼与熊掌不可兼得，对于风邪初中之时，又有恶寒发热之表证，自当以辛味为主。

消风散

此方源自《外科正宗》，为治风疹湿疹代表方。

组成：荆芥（辛）、防风（辛）、牛蒡子（辛苦）、蝉蜕（咸）、苍术（苦）、苦参（苦）、石膏（酸）、知母（苦咸）、当归（辛）、胡麻仁（甘）、生地（苦）各一钱，木通（苦甘）、甘草（甘）各五分。

配伍结构：四辛五苦二甘一酸一咸，或六辛五苦二甘（咸酸化辛）。

功能主治：补肝泻心为主，兼以治脾，疏风除湿，清热养血，用于肝虚心实合并脾湿之风疹湿疹，症见疹出色红、瘙痒，或遍身斑点呈云片状，抓破后渗出津水，舌红苔黄白，脉浮。现常用于荨麻疹、过敏性皮炎、日光性皮炎、神经性皮炎、银屑病等病见上述证候者。

方解：诸风掉眩，皆属于肝，故风邪侵袭肌腠而疹出诸症，当治之于肝木，可补肝疏风散邪。诸痛痒疮，皆属于心，故瘙痒红疹诸症，当治之于心火，可泻心清热解毒。诸湿肿满，皆属于脾，故见湿疹湿疮、破后流水诸湿证，当治之于脾土，可泻

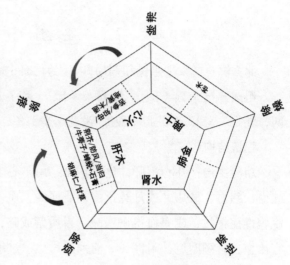

图74　消风散图解

脾燥脾祛湿。《辅行诀》曰："肝德在散，以辛补之，以酸泻之，以甘缓之。心德在耎，以咸补之，以苦泻之，以酸收之。脾德在缓，以甘补之，以辛泻之，以苦燥之。"故风疹湿疹之瘙痒红斑，当以辛甘苦治之，辛以疏风泻脾，苦以泻心燥脾，甘以缓肝补脾。消风散以辛甘之药疏风止痒，如荆芥、防风、牛蒡子与当归之辛解表祛风，胡麻仁与甘草之甘养血润燥；以苦酸之药清热燥湿，如苦参、生地、木通与知母之苦泻火养阴解毒，以苍术之苦健脾燥湿，辅以酸味药石膏清热生津，咸味药蝉蜕疏风止痒，一酸一咸，且均可用于风热表证，故酸咸化辛，增强辛味疏风止痒之功。诸药联用，补中有泻，泻中有补，共同增强疏风除湿，养血清热之效。（图74）

阐发：消风散，顾名思义，以辛味疏风止痒为主。同时，母病及子，肝的疾病影响心，即出现瘙痒、红疹诸症，故肝心同治，辛疏风、苦泻心。消风散之加减，亦不离辛苦，如辛味之蛇床子祛风燥湿，辛味之黄芪补气生肌，苦味之玄参清热养阴，苦味之牡丹皮凉血清热，苦味之栀子清热泻火。一般认为，肺主皮毛，为何消风散不入肺治肺？其实，消风散组方为"四辛四苦三甘一酸一咸"，若苦甘化咸，则变为咸酸辛之治肺组合，所谓五行相生相克，五味补泻循环往复，治肝脾就是治肺，治肺就是治肝脾。

震灵丹

此方源自《太平惠民和剂局方》，为化瘀止血代表方。

组成：禹余粮（酸）、紫石英（咸）、赤石脂（酸）、代赭石（咸）各四两，乳香（辛）、五灵脂（酸）、没药（辛）各二两，朱砂一两（苦咸）。

配伍结构：三酸二辛二咸一苦。

功能主治：补心泻肝，化瘀止血，用于心虚合肝实之瘀血出血证，症见吐血、衄血、斑疹，或月经过多，或崩漏，血色紫红或暗黑，或夹血块，或脘腹疼痛拒按，或瘀血得下痛减，舌质紫或暗，脉沉涩。现常用于功能性子宫出血、宫颈糜烂、附件炎、前列腺增生、过敏性血小板减少性紫癜等病见上述证候者。

方解：心主血，心主火热，心虚则血气虚少，心实则吐衄面赤，故血虚之出血属心虚，血热之出血属心实。肝主升阳，主疏泻，主藏血，故肝虚则头晕恶寒，肝实则腹痛疼挛，而气机不畅所致血瘀腹痛，当属肝木虚实夹杂证。血瘀出血证，当责之于心与肝，有瘀血疼痛而无血热，故以心虚肝实为主。《辅行诀》曰："心德在耎，以咸补之，以苦泻之，以酸收之；肝德在散，以辛补之，以酸泻之，以甘缓之。"故心虚肝实证，当以酸泻肝、咸补心为主，以辛补肝、苦泻心为辅。震灵丹以辛味乳香与没药补肝，行气活血祛瘀；

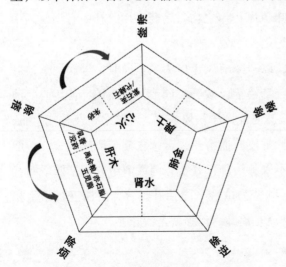

以酸味禹余粮、赤石脂与五灵脂泻肝收心，收敛止血，柔肝止痛；以咸味紫石英与代赭石补心，安神定惊止血；以苦咸朱砂泻心，清热解毒安神。诸药联用，补泻兼施，以奏活血止血、化瘀止痛之效。（图75）

阐发：本方矿物药主导药味之定义如下：禹余粮涩肠止泻、收敛止血，而酸收

图75　震灵丹图解

酸涩，故其味酸。赤石脂涩肠、止血、敛疮，而酸收酸涩，故其味酸。紫石英镇心安神、温肾平喘，而咸味补心、润肾而又泻肺，故其味咸。代赭石味咸，出自《辅行诀》。

现代医学抗血小板药阿司匹林能预防血栓，具有活血之用，但却容易引起出血，即无止血之功。如此来看，活血与止血，似乎属于一对矛盾，为何能够兼顾？其实，此乃西药单一之弊，而中药复合之利也。中药是复合体，既为成分复合体，亦为药味复合体，单一药味具有纯粹的功效，而复合药味就具有复杂的功效。从"汤液经法图"看，辛咸之味补肝补心升气血，具有活血之功；而苦酸之味泻心泻肝降敛气血，具有止血之用。故同时具有辛苦之味，或同时具有咸酸之味的中药或复方，即可能具有活血止血之功。三七为辛苦之品，辛能活血，苦能止血，故其活血止血。震灵丹以"三酸二辛二咸一苦"成方，辛咸酸苦兼具，故其亦能活血止血。

七、肝木脾土共治方十六首

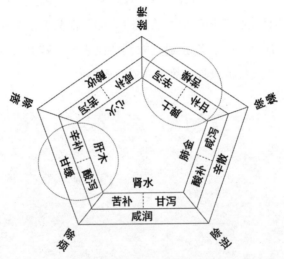

图76 "汤液经法图"中肝木脾土共治方的定位

肝德在散。以辛补之，酸泻之；肝苦急，急食甘以缓之。

脾德在缓。以甘补之，辛泻之；脾苦湿，急食苦以燥之。

——《辅行诀五脏用药法要》

1. 以补为主方

玉屏风散

此方源自《简易方》引《究原方》，录自《医方类聚》，为气虚表卫不固自汗所设。

组成：防风一两（辛），黄芪二两（甘辛），白术二两（苦）。

配伍结构：一辛一甘一苦。

功能主治：补肝补脾，益气固表止汗，用于肝脾两虚之气虚自汗证，症见汗出恶风、面色萎白，四肢无力，短气，舌淡苔薄白，脉浮虚。现多用于治疗因受风邪而致反复发作的过敏性疾病、上呼吸道感染，以及手术后、产后、小儿等因表虚腠理不固而致的自汗证。

方解：肝为风木之脏器，与风气相通，故风之病皆与肝有关。邪之所凑，其气必虚，气虚卫表不固，一则易感风邪，二则营阴不守，津液外泄而常自汗。《辅行诀》曰："肝德在散，以辛补之，以甘缓之。"故玉屏风散以防风之辛温祛风解表，黄芪之甘辛实卫气，益气固表止汗，以御玄府之风邪。脾主运化，为气血生化之源，而脾虚则不能上荣于面部，旁疏于四肢肌肉，故见面色萎白、四肢无力、短气。《辅行诀》曰："脾德在缓，以甘补之，以苦燥之。"玉屏风散又以白术之苦温，健脾益气，培土以宁风木。整方虽仅辛甘苦三味药，黄芪卫外，白术固里，防风驱邪外出，补肝补脾，补中有散，通达上下周身之气，既能防风又能御风，风邪去而不复来。（图77）

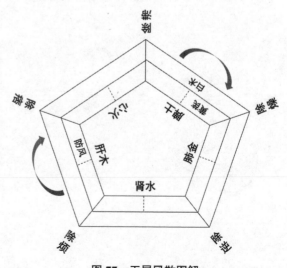

图77 玉屏风散图解

阐发：玉屏风散与桂枝汤均可用于表虚自汗，玉屏风散辛甘为主、苦为辅，辛能补肝，甘能补脾，故以补肝补脾为主。桂枝汤辛主酸辅，是以补肝为主、补肺为辅。正如吴崑所言："是自汗也，与伤风自汗不同，伤风自汗，责之邪气实；杂症自汗，责之正气虚。"即玉屏风散治虚多邪少，兼有脾气虚症状，以补脾为主；而桂枝汤则以邪多虚少，常有外感发热、头痛症状，以补肝为主。

当归补血汤

此方源自《内外伤辨惑论》，为补气生血之基础方，也是"甘温除热"治法的代表方。

组成：黄芪一两（甘辛），当归二钱（辛）。

配伍结构：一甘一辛。

功能主治：补脾补肝，补气生血。用于肝脾两虚之气血亏虚证，症见气虚懒言、疲乏自汗、头晕心悸，或肌热面红，口渴引饮，其辨证要点强调脉洪大而虚，重按全无。

方解：脾主四肢肌肉，脾虚则四肢不用，而见疲乏、困倦、脉虚弱；肝主气机升发，肝虚则气冲自汗，头目眩晕。故劳倦内伤，血虚气弱而致疲乏困倦、自汗头晕或虚热上浮之象，当属脾虚兼有肝虚。《辅行诀》云："脾德在缓，以甘补之，以辛泻之，以苦燥之；肝德在散，以辛补之，以酸泻之，以甘缓之。"当归补血汤重用甘味药黄芪补脾为本，固表益气，同时配伍辛味当归，养肝滋阴，养血和营。两者配伍，阳生阴长，气旺血生，而虚热自退。（图78）

阐发：从"汤液经法图"角度看，辛味补肝的同时亦

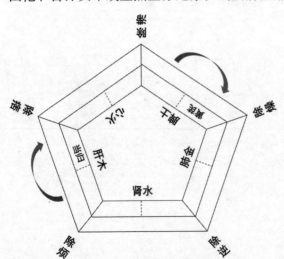

图78 当归补血汤图解

能泻脾，故肝脾两补之剂，应以甘味为主、辛味为辅，当归补血汤用甘味黄芪五倍量于辛味当归之义，大抵如此。如过分重用当归，以辛味为主，虽能补肝滋阴补血，但固里不及，更易致泻脾之正气。

《内外伤辨惑论》说："血虚发热，证象白虎。"故本方应与白虎汤加以区别。当归补血汤证，口渴则喜温饮，身虽热而无汗，脉大而虚，重按无力，内伤而血虚气弱，病情属脾虚肝虚，故用甘味黄芪补脾为主，辅以辛味当归补肝养血。而白虎汤证，是因于外感，热盛于内，以酸味石膏配伍苦咸知母为主，酸苦同用，补肺泻心，养阴清热生津，辅以甘草粳米味甘补气，亦为气阴两补之方。简而言之，当归补血汤以辛甘为主，白虎汤以酸苦为主，二者之别不可不查。

当归补血汤药少力专，临床常加减配伍使用。若妇女经期或产后感冒发热头痛者，为肺气上逆之故，可急食辛以散之，故用时可增加辛味药如葱白、豆豉、生姜等以补肝散肺，同时需顾及脾虚加甘味药大枣以顾护脾胃。若血虚气弱出血不止者，可加酸味煅龙骨、山茱萸以固涩止血，以酸涩之味稍泻肝之气实，并伍甘味之阿胶健脾补血。

补阳还五汤

此方源自《医林改错》，为治疗中风气虚血瘀证之基本方。

组成： 黄芪四两（辛甘），当归二钱（辛），赤芍一钱半（苦酸），地龙一钱（咸），川芎一钱（辛），红花一钱（辛），桃仁一钱（辛）。

配伍结构： 五辛一咸一苦，或五辛二酸（苦咸化酸）。

功能主治： 补肝补脾为

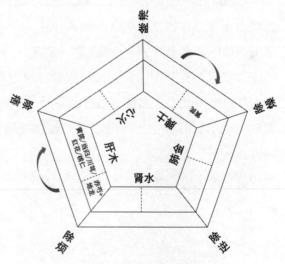

图 79 补阳还五汤图解

主（补中有泻），补气活血通络，用于肝木虚实夹杂之中风气虚血瘀证，症见半身不遂、口眼歪斜、舌强言謇、口角流涎、肢体麻木、肢体疼痛或困重，舌暗淡，脉虚弱。现代用于脑血管意外后遗症（偏瘫）、面神经麻痹（面瘫）、末梢神经炎、关节炎等。

方解： 诸风掉眩，皆属于肝，诸暴强直，皆属于风。肝木喜条达，恶僵硬。无论内风外风，无论痰浊血瘀，中风所致半身不遂、口眼歪斜、肢体麻木和舌强言謇诸症，皆为四肢、五官筋脉不舒之症，当责之于肝。肢体麻木不伸多为肝虚，而筋脉拘挛疼痛多属肝实，两者兼有则虚实夹杂。《辅行诀》曰："肝德在散，以辛补之，以酸泻之，以甘补之。"故肝木之虚实夹杂则辛酸甘同用。同时，甘味亦能补脾，《辅行诀》曰："脾德在缓，以甘补之，以辛泻之，以苦燥之。"故中气虚当以甘味补之。补阳还五汤以黄芪为君，辛甘兼有，辛以补肝阳，益气舒肝，甘以补脾气，既能柔筋止痛，又能补气建中。辅以川芎之辛温，行气止痛，当归之辛温，养血通络，桃仁红花之辛平，活血化瘀，四辛共用，增强黄芪辛味补肝养血之力。再加上咸味地龙，通经活络，苦味赤芍，活血清热，且两者均常用于筋脉麻木疼痛，故二者配伍，咸苦化酸泻肝，柔筋通络止痛。诸药共用，补气生血，行气活血，用于中风气虚血瘀证。（图79）

阐发： 补阳还五汤所治之中风偏瘫，以半身不遂、口眼歪斜、肢体麻木、舌强言謇等五官和肢体筋脉拘挛症为主，不包括高热惊厥、昏迷谵语，故其五脏定位以肝木本脏为主，兼有脾土，但基本不涉及心火。而经典急危重症治疗方安宫牛黄丸主治症为高热惊厥、神昏谵语，有惊厥昏迷之肝木虚证，亦有高热谵语之心火实证，是肝心共治方。故补阳还五汤是补肝通络、补脾益气为主的肝脾同治方，而安宫牛黄丸则是补肝开窍、泻心清热的肝心共治方。

补中益气汤

此方源自《脾胃论》，为治脾虚气陷代表方。

组成： 黄芪一钱（辛甘），甘草五分（甘），人参三分（甘），当归二分（辛），橘皮三分（辛酸），升麻三分（辛），柴胡三分（辛酸），白术三分（苦）。

配伍结构： 五辛二甘一苦。

功能主治： 补肝兼有补脾，补中益气，升阳举陷。用于肝脾两虚之气陷证，症见饮食减少、体倦肢软、气短乏力、面色萎白、大便溏泄，或脱肛或子宫脱垂，或久泻或久痢，舌淡苔薄；亦可用于气虚发热证，症见身热自汗、渴喜热饮、气短乏力等。现常用于慢性肠胃炎、胃下垂、重症肌无力、子宫脱垂、胎动不安等疾病见上述证候者。

方解： 肝木应春，主阳气生发，故阳气不升诸病，皆应以肝虚论治，法当补肝。脾土主中焦与四肢，故中焦不运、纳少肢软之证，皆当补脾益气。故气虚下陷证，正是脾虚合并肝虚所致，当肝脾同治。《辅行诀》曰："肝德在散，以辛补之，以酸泻之，以甘缓之。脾德在缓，以甘补之，以辛泻之，以苦燥之。"故肝虚之证，应治以辛甘；脾虚之证，应治以甘苦。补中益气汤以黄芪为君，辛甘兼具，补气升阳，配以辛味中药当归、升麻和柴胡，辛散升举，行气活血，增强黄芪补肝之力；配以甘味中药人参和甘草，补虚益气，缓急止痛，增强黄芪补脾之力；辅以辛味橘皮，泻脾理气祛痰湿，苦味白术，燥脾行气祛痰湿，以全补脾燥脾之功。诸药共用，肝木强则阳气升，脾土健则阳气运，肝脾同补，以奏益气升阳举陷之效。（图80）

阐发： 肝木主升，辛味

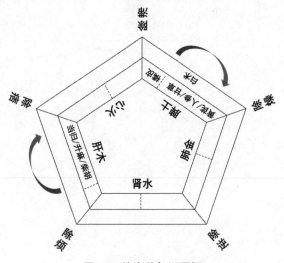

图80 补中益气汤图解

补之，脾土主运，甘味补之，故辛甘兼有之黄芪，当为补中益气汤之君。其余药味，或辛或甘，或苦或酸，皆依附于黄芪之辛甘而成功。或曰：五行之中，肝木本克脾土，肝强则土弱，何有肝脾两补之说？其实，此为辛味药之不同功效而已，一众辛味药中，有强木之木，亦有泻土之木，补中益气汤所用辛味药，多为强木之木，而非泻土之木。强木之木，桂枝、当归、川芎、升麻是也；泻土之木，半夏、陈皮、柴胡、藿香是也。再加人参、甘草等甘味补脾之药，则肝脾两补可成。补中益气汤之加减，亦以辛甘为主，以酸苦为辅，若气滞明显，则加辛味木香、香附以行气，亦可加酸味枳壳以消痞；若疼痛明显，则加辛味川芎、川楝子以止痛，亦可加酸味芍药止痛。若合并阴伤，则可加酸味麦冬、五味子以补肺；若合并湿热，则可加苦味黄连、黄芩以燥脾。

败毒散

此方源自《太平惠民和剂局方》，为扶正解表剂。

组成： 柴胡（辛酸）、前胡（辛）、川芎（辛）、枳壳（酸辛）、羌活（辛）、独活（辛）、茯苓（甘）、桔梗（苦辛）、人参（甘）、甘草（甘）各三十两。

配伍结构： 五辛三甘一酸一苦。

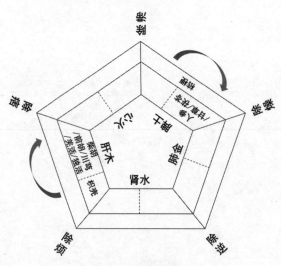

图81 败毒散图解

功能主治： 补肝补脾，益气解表，散寒祛湿。用于肝脾两虚之气虚外感证，症见憎寒壮热，头项强痛，肢体酸痛，鼻塞声重，咳嗽有痰，胸膈痞满，舌淡苔薄白，脉浮而按之无力。

方解： 外感六淫风、寒、暑、湿、燥、火，侵犯机体则感冒，有风邪感冒，有风寒感冒，亦有风寒湿邪相杂所致感冒，对证祛邪即可。如头痛体痛，鼻塞咳嗽，胸膈痞满，则为风寒湿夹杂之感冒，治之以散风、散寒、祛湿为要。《辅行诀》曰："肝德在散，以辛补之，以甘缓之。脾德在缓，以甘补之，以苦燥之。"故散风寒当以辛甘为主，祛湿寒当以辛苦为辅。败毒散以五辛三甘为主，其中，羌活、独活，辛温解表，散寒祛湿止痛；川芎辛温，行气活血止痛；柴胡、前胡，辛凉清热，疏风理气；人参、甘草，甘平补脾，益气缓急止痛；茯苓甘淡，健脾祛痰湿；辅以酸味枳壳，理气止痛；苦辛桔梗，行气祛痰。诸药配伍，以辛甘为主，以苦酸为辅，既能补肝，疏风散寒解表，又能补脾，益气扶正祛湿，故其风寒湿共治，用于伤寒时疫。（图81）

阐发：表证未解，不可进补，为何败毒散中有人参？其实，此为素体虚弱而有外感，故加人参。如若素体不虚而感受风寒湿邪，可用此方乎？亦可，因此进补非彼进补也。从"汤液经法图"看，辛补肝，酸泻肝，甘缓肝。表证未解，当以辛味补肝，散风解表，此时亦可用甘味缓肝，辅助辛味解表，而人参味甘，正合甘缓肝之意。而表证未解，断不能多用酸味药，以阻碍补肝之用。故酸味滋阴补阴药，麦冬、五味子、山茱萸、沙参之类，应当少用。而人参并非酸味药，故其可用。同时，肝脾两治，甘味药既能缓肝，亦可补脾，故人参、甘草、茯苓，皆可用之。

败毒散之加减，不外辛甘苦。若寒甚者，则加附子、细辛、荆芥、防风；若气虚不明显，则减人参、甘草。《摄生众妙方》之荆防败毒散，即败毒散加辛减甘而成，适用于一般人之风寒湿邪外感。若气喘明显，则加苦杏仁、半夏。败毒散甘多苦少，加入苦杏仁后，苦杏仁与甘草配伍，一苦一甘，且均用于咳嗽，故苦甘化咸泻肺，使全方变为"咸酸辛"组合，入肺治肺，增强止咳平喘之功。

逍遥散

此方源自《太平惠民和剂局方》，为调和肝脾剂。

组成：柴胡（辛酸）、茯苓（甘）、白术（苦）、当归（辛）、芍药（酸）各一两，甘草半两（甘）。

配伍结构：二辛二甘一酸一苦。

功能主治：补肝兼补脾，疏肝解郁，健脾养血。用于肝脾两虚证之肝郁脾虚，症见两胁胀痛、头痛头晕，口燥咽干，神疲食少，或月经不调、乳房胀痛。现代常用于慢性肝炎、肝硬化、肠易激综合征、围绝经期综合征等病见上述证候者。

方解：肝木主升，肝虚则气郁不升，胸胁胀痛。脾土主运化，脾虚则运化无力，神疲乏力。肝藏血，脾统血，肝脾两虚则血虚不运，故经血不利，乳房胀痛。《辅行诀》曰："肝德在散，以辛补之，以酸泻之，以甘缓之。脾德在缓，以甘补之，以辛泻之，以苦燥之。"逍遥丸以辛甘为主，辛味补肝疏肝，甘味补脾养血，其中，柴胡、当归味辛，疏肝解郁，补血养血；甘草、茯苓味甘，补脾祛湿，缓肝止痛。辅以酸味白芍，泻肝舒筋，养血止痛，增强全方止痛之力；再以苦味白术燥脾健脾，祛湿和中，有助于全方解郁之功。同时，辛味当归与酸味白芍配伍，一辛一酸，且皆能入血养血，故辛酸化甘，以全补血养血之功。诸药配伍，肝脾同治，以奏疏肝解郁、健脾养血之效。（图82）

阐发：逍遥丸调和肝脾，用于肝脾不和，脏腑定位就是肝木与脾土。从"汤液经法图"看，治肝当用辛酸甘，治脾当用甘辛苦，其中，甘辛之味为其共有。或曰：辛甘配伍，既可治肝，也可治脾，代表中药为黄芪，代表

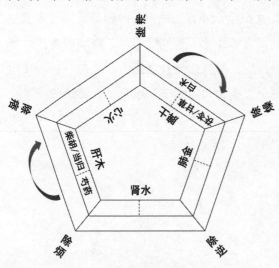

图82 逍遥散图解

组方即逍遥散。逍遥丸之加减法，有功效不变与功效变化两种，若只加辛甘之药，例如川芎、木香、陈皮味辛补肝之类，或人参、党参、大枣味甘补脾之类，或麦芽、半夏、神曲等辛甘治脾之类，则仍属补肝补脾之功。若配伍酸味药，例如麦冬、沙参、山茱萸之类，则补肝变成泻肝补肺；若配伍苦味药，例如丹皮、栀子、黄连之类，则补肝之外又增泻心清热。

完带汤

此方源自《傅青主女科》，为脾虚湿浊带下证所设。

组成： 白术一两（苦），苍术三钱（苦），山药一两（甘），人参二钱（甘），车前子三钱（甘），白芍五钱（酸），陈皮三钱（辛），黑芥穗五分（辛），柴胡六分（辛酸）。

配伍结构： 三辛三甘二苦一酸。

功能主治： 补脾补肝，化湿止带。用于肝脾两虚之带下病，症见带下色白，清晰无臭，面色㿠白，肢体倦怠，大便溏薄。

方解： 脾主中焦，喜燥恶湿，脾虚则倦怠乏力，中焦不运，则湿浊下，而生白滑之物；运化失常，则气血不生，面色㿠白；脾虚湿停，清阳不升，则大便溏薄。脾虚则以甘味补之，苦味燥之。完带汤以苦甘之味为主，苦温之白术、苍术健脾燥湿，化浊止带，甘味山药，健脾益气，甘味人参，补脾益气，甘味车前子，利湿泄浊。同时，辅以酸味白芍与辛味陈皮、黑芥穗、柴胡配伍，行气燥湿，再以酸味白芍，一则养血和营，一则与陈皮配伍，一辛一酸，且均能调中焦气血，故辛酸化甘，增强补脾之功。另外，肝主带脉，肝郁亦能致带下病，而肝木克脾土，故治带下病亦需治肝。而治肝当以辛补

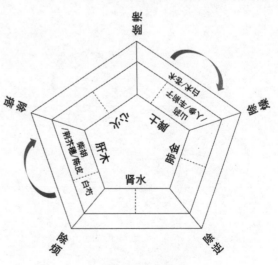

图83　完带汤图解

之，以酸泻之。故方中少佐辛味柴胡、黑芥穗、陈皮与酸味白芍，疏肝兼柔肝，调肝以止带。全方治脾为主，治肝为辅，补脾化湿，疏肝止带，乃脾虚带下之常用方。（图83）

阐发： 完带汤与易黄汤，均治脾虚湿盛带下证。完带汤，以苦甘为主，兼辛酸为佐，补脾燥脾兼疏肝，而易黄汤以甘苦为主，补脾益肾。完带汤治白带证，带下清稀，而肝主带脉，故肝脾同治以止带；易黄汤治黄带证，带下黏稠色黄，而肾主任脉，故肝肾同治以止带。故凡带病者，以脾为主，兼顾肝肾，皆不离苦甘之药味也。

八珍汤

此方源自《正体类要》，为气血双补的代表方。

组成： 当归一钱（辛），川芎一钱（辛），白芍一钱（酸），熟地一钱（苦），人参一钱（甘），白术一钱（苦），茯苓一钱（甘），甘草五分（甘）。

配伍结构： 三甘二辛二苦一酸。

功能主治： 补肝补脾补肾，气血双补。用于肝脾肾三脏皆虚之气血亏虚证，症见面色苍白或萎黄，头晕耳眩，四肢倦怠，气短懒言，心悸怔忡，饮食减少，舌淡苔薄白，脉细弱或虚大无力者。

方解： 脾为气血化生之源，脾主四肢肌肉，脾虚则倦怠身重，故有面色无华、四肢倦怠、气短懒言、纳食不馨等症；肝主藏血，肝虚则心中恐疑，头目晕眩，汗出心悸，怔忡不安；肾主藏精，肾气虚则厥逆，多见虚劳、精血虚少、腰膝乏力，或虚热冲逆、头目眩晕等症。故八珍汤主治之证，兼有肝、脾、肾虚证表现。《辅行诀》曰："肝德在散，以辛补之，以酸泻之，以甘缓之；脾德

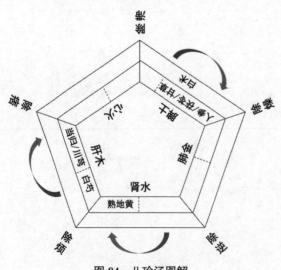

图84 八珍汤图解

在缓，以甘补之，以辛泻之；肾德在坚，以苦补之，以甘泻之，以咸润之。"八珍汤用辛味当归补肝，补血活血；辛味川芎补肝，行气活血；酸味白芍泻肝，敛阴柔肝；三药呈二辛一酸结构归于肝木，以补为主，补中有泻。以甘味人参、茯苓、甘草补脾，健脾益气；苦味白术燥脾，健脾燥湿，三甘一苦归于脾土。再合苦味熟地补肾，益精滋阴。诸药配合共收气血双补之功。（图84）

阐发：八珍汤药少力专，以补肝补脾为主，兼有补肾。若临证以血虚为主，眩晕心悸明显者，可加大熟地、白芍用量，增强补肾泻肝缓急之功；若临证以气虚为主，气短乏力明显者，可加大人参、白术用量，增强补脾，益气燥湿之效；若临证兼见不寐者，可加酸味酸枣仁、五味子补肺收心，以敛阴安神。

苓桂术甘汤

此方源自《伤寒论》，为温化水湿代表方。

组成：茯苓四两（甘），桂枝三两（辛），白术二两（苦），甘草二两（甘）。

配伍结构：一辛二甘一苦。

功能主治：补肝补脾兼有泻肾，温阳化饮，健脾祛湿，用于肝脾两虚之痰饮证，症见胸胁支满、心下逆满、气逆冲胸、头晕目眩、站立不稳，或呕或利，或小便不利，舌淡，苔白滑，脉沉紧。现常用于神经性呕吐、慢性肠胃炎、胃及十二指肠溃疡等病见上述证候者。

方解：肝主升阳、疏泄，肝虚则头晕、气上冲心，肝

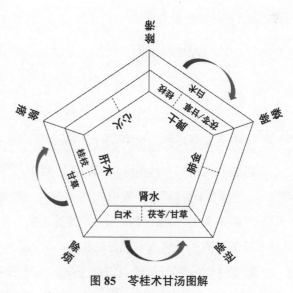

图85 苓桂术甘汤图解

实则拘挛疼痛。脾主运化，脾主中焦，脾虚则时自吐利，脾实则腹满飧泻。肾主水液，肾虚则腰膝酸痛，肾实则小便不利。故痰饮上逆所致头晕奔豚、胸胁腹满诸症，当责之于肝脾；痰饮下聚所致小便不利、下利腿软诸症，当责之于肾。《辅行诀》曰："肝德在散，以辛补之，以酸泻之，以甘缓之；脾德在缓，以甘补之，以辛泻之，以苦燥之；肾德在坚，以苦补之，以甘泻之，以咸润之。"苓桂术甘汤以辛味桂枝补肝同时泻脾，一则平冲降逆，一则温阳祛湿；以甘味茯苓与甘草，补脾同时泻肾，一则补脾止呕利，一则化饮利小便，甘草亦兼缓肝之功；以白术之苦，燥脾同时补肾，一则燥脾祛湿，一则补肾化饮。诸药共用，甘味药用量大，辛苦次之，故辛甘组合以补肝，甘辛苦组合以补脾，甘苦组合以泻肾，以奏温阳化饮，健脾利湿之效。（图85）

阐发： 辛咸甘酸苦五味，各有三种功效，以辛甘苦三味成方，当有九种功效，奈何只取其中三种？其实，单一辛味药，当有三种功效，单一甘味药，亦有三种功效，但其配伍之后，会向共治同治的脏腑集中。辛能补肝，甘能缓肝，都在肝，故其集中于入肝治肝；辛能泻脾，甘能补脾，都在脾，故其集中于入脾治脾，此为辛甘配伍之主。其余心、肺与肾，皆只有辛味或甘味一种能入能治，故其为次。再加苦味药之后，肾水亦成为主治。故中药组方配伍之目的，不是让原本复杂的作用更分散，而是使原本离散的功效更集中。

2. 以泻为主方

乌梅丸

此方源自《伤寒论》，为驱虫代表方，用于蛔厥吐逆。

组成： 乌梅三百枚（酸），黄连十六两（苦），细辛六两（辛），干姜十两（辛），当归四两（辛），黄柏六两（苦），桂枝六两（辛），人参六两（甘），附子六两（辛），蜀椒四两（辛），苦酒（酸）。

配伍结构： 二酸六辛二苦一甘。

功能主治： 泻肝泻脾，安蛔止痛。用于肝脾两实之蛔厥证，症见腹痛剧烈、时发时止，或胁下疼痛，手足厥冷，甚则冷汗出，或食则吐，或吐蛔，

舌红，脉弦数，亦可用于久
泻久利。现常用于慢性胃肠
炎、肠易激综合征、溃疡性
结肠炎、胆石症、胆道蛔虫
病等病见上述证候者。

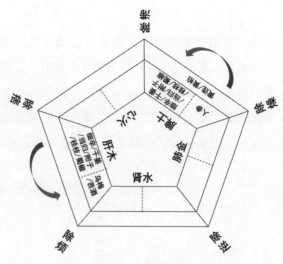

图86　乌梅丸图解

方解：肝木主升阳，肝
虚则阳气不升、四肢厥冷，
肝实则腹痛胁痛、筋脉拘
挛；蛔厥证之象，既有剧烈
腹痛，亦有手足厥冷，当为
肝木虚实夹杂证，且以肝实为主，病情严重。蛔虫乃裸虫，属土，而脾土主
运化，脾虚则四肢不用，脾实则呕吐下利，故蛔厥证之呕吐，当以脾实为主。
《辅行诀》曰："肝德在散，以辛补之，以酸泻之，以甘缓之；脾德在缓，以
甘补之，以辛泻之，以苦燥之。"故肝脾两实证之治，当以酸辛为主，甘苦为
辅。乌梅丸以乌梅与苦酒之酸，泻肝柔肝，安蛔驱虫，止痛生津；配以细辛、
干姜、当归、附子、桂枝与蜀椒之辛，一则补肝散寒，行气活血，二则温中
止呕，泻脾祛湿；再辅以黄连与黄柏之苦，清热燥湿；辅以人参之甘，补气
安神，缓急止痛。诸药配伍，寒热并用，攻补兼施，以奏安蛔止痛止吐之效。
（图86）

阐发：乌梅丸虽为驱虫剂，看似安蛔治蛔，实则治在肝脾，治在泻肝泻
脾。何以如此？蛔厥证之"厥"字，一语中的。厥阴风木有"厥"，此为肝
木。四逆汤治阳虚厥逆，以辛味药补肝升阳，此为肝木。四逆散治手足厥冷，
以辛酸配伍，泻中有补，此亦为肝木。故治厥之法，不离肝木。肝木克脾土，
蛔虫为裸虫，属土，且蛔厥证有呕有利，故治蛔厥与治其他厥逆不同，需要
肝脾同治，泻肝泻脾。《伤寒来苏集》谓"蛔得酸则静，得辛则伏，得苦则
下"，然而，蛔虫既已于人体之中，岂有只治虫而不治人之理？若蛔虫真能得
苦而下，应以苦味为主成方，全下全出，或以苦辛为主成方，先伏再下，何
必一定要酸辛苦成方，而苦味为辅呢？实际上，乌梅丸组方中，酸有酸之用，
泻肝柔筋止痛，辛有辛之用，补肝温阳止呕，而苦有苦之用，泻心清热止烦，

并燥脾协助辛味药止呕。若患者腹痛不重，即可减酸；若患者厥冷尚轻，即可减辛；而若患者以心烦口苦面赤为主，才能加苦。故乌梅丸之加减，凡肺虚阴虚者，则加麦冬、白芍之酸；肝气郁滞者，则加柴胡、川楝子之辛；邪热内盛者，则加栀子、竹茹之苦；呕吐明显者，则加陈皮、半夏之辛；便秘明显者，则加枳实、槟榔之辛，随证加减，不离酸辛苦而已。

痛泻要方

此方录自《医学正传》，为治腹痛腹泻代表方。

组成： 白术二两（苦），白芍二两（酸），陈皮一两五钱（辛酸），防风一两（辛）。

配伍结构： 二辛一酸一苦。

功能主治： 泻脾泻肝为主，健脾柔肝，祛湿止泻。用于肝脾虚实夹杂之痛泻（脾虚肝乘证），症见腹痛肠鸣、痛则即泻、泻后痛减，舌苔薄白，脉弦或虚。现常用于急慢性肠胃炎、肠易激综合征、慢性肝炎等病见上述证候者。

方解： 肝木主升，肝虚则气上冲心，肝实则胸胁腹痛，故腹痛可责之于肝实。脾土主运，脾虚则乏力困倦，脾实则腹满飧泻，故腹泻当责之于脾实。故腹痛腹泻诸症，当属肝实合并脾实。《辅行诀》曰："肝德在散，以辛补之，以酸泻之，以甘缓之。脾德在缓，以甘补之，以辛泻之，以苦燥之。"肝实以酸泻为主，脾实以辛泻为主。痛泻药方以辛味药防风与陈皮为主，泻脾又能补肝，行气祛湿，以苦味药白术为辅，燥脾益气，祛湿止泻；同时配以酸味药芍药，柔肝缓急，收敛止痛。全方辛酸苦同用，以泻脾燥脾为主，以泻肝兼有补肝为辅，泻中有补，补

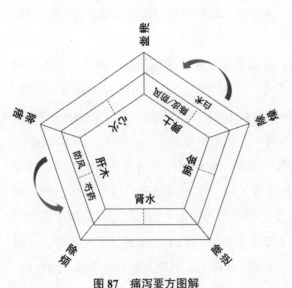

图87　痛泻要方图解

泻兼施，以奏健脾柔肝，祛湿止泻之效。（图 87）

阐发：《医方考》谓本方："泻责之脾，痛责之于肝；肝责之实，脾责之虚，脾虚肝实，故令痛泻。"从"汤液经法图"角度看，本方以泻肝止痛，以泻脾止泻，不含有甘味药，也不具有明显的补脾作用，仅白术在燥湿之余，略有补脾之意。假如真为脾虚肝实之证，为何不用甘味补脾药？与理不通，故"脾虚"之说存疑。又五脏虚实自有其意，虽肝木能克脾土，但肝实并非一定脾虚，肝实亦可脾实，对于此类肝实合并脾实之病证，辛酸联用即可，非疑难症也。倘若患者痛泻次数多，又兼有困倦乏力之象，此乃真脾虚，酌加甘味药茯苓、山药、大枣即可，以益气健脾；倘若患者在痛泻之外，又兼有里急后重之湿热，则酌加苦味药黄连、黄芩即可，皆在肝脾同治之意中。

3. 补泻兼施方

吴茱萸汤

此方源自《伤寒杂病论》，为治肝胃虚寒证之方。

组成：吴茱萸一升（辛），人参三两（甘），生姜六两（辛），大枣十二枚（甘）

配伍结构：二辛二甘。

功能主治：补肝泻脾，兼有补脾，温中补虚，降逆止呕。用于肝虚脾实之虚寒呕吐证，症见干呕，或食谷欲呕、头痛，或颠顶头痛、胸膈满闷、手足厥冷、下利、烦躁，舌淡、苔薄白，脉沉或迟。现常用于胃及十二指肠溃疡、神经性呕吐、非特异性结肠炎、神经性头痛等

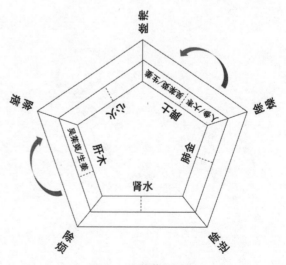

图 88　吴茱萸汤图解

符合上述证候者。

方解：肝木主升阳，肝虚则阳气不升，阳气不升则颠顶头痛、手足厥冷。脾土主中焦运化，脾实则痰湿聚集，上吐下利，胸膈满闷，故手足厥冷、头痛伴有呕吐诸症，当属肝虚脾实。《辅行诀》曰："肝德在散，以辛补之，以甘缓之。脾德在缓，以甘补之，以辛泻之。"故肝虚之证，用辛补之，脾实之证，亦用辛泻之。吴茱萸汤以吴茱萸为君药，辛苦大热，一则补肝散寒，温经止痛；一则泻脾燥湿，降逆止呕。辅以生姜辛温，补肝泻脾，散寒止呕。同时，配以人参、大枣，甘平补脾，补中缓急，止痛止利。诸药共用，虽只有辛甘两味，却同治肝脾两脏，补肝泻脾，温中散寒止痛。（图88）

阐发：从"汤液经法图"看，辛能补肝泻脾，甘能缓肝补脾，故辛甘之方，其用有三：一为治肝，一为治脾，一为肝脾同治。桂枝甘草汤以桂枝配甘草，一辛一甘，定惊平冲，治在肝木。二陈汤以半夏、橘红配茯苓、甘草，二辛二甘，燥湿化痰理气，治在脾土。而吴茱萸汤以吴茱萸、生姜配人参、大枣，二辛二甘，散寒温中止呕，治在肝脾。其中差别，全在组方中药之性效特点。故用"汤液经法图"识方，不仅要知其药味，更要知其功效，以药味结合功效，方能准确解方。

藿香正气散

此方源自《太平惠民和剂局方》，为解表化湿代表方。

组成：大腹皮（辛苦）、白芷（辛）、紫苏（辛）、茯苓（甘）各一两，半夏曲（辛）、白术（苦）、陈皮（辛）、厚朴（辛咸）、生姜（辛）、苦桔梗（苦辛）各二两，藿香三两（辛），甘草二两半（甘）。

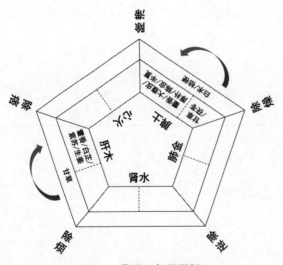

图89 藿香正气散图解

配伍结构：八辛二甘二苦。

功能主治：泻脾补肝，兼有补脾，化湿解表，理气和中。用于肝虚脾实之外寒内湿证，即外感风寒兼有内伤湿滞证，症见发热恶寒、头痛、脘腹疼痛、呕吐腹泻、舌苔白腻等。现常用于急性肠胃炎、感冒、流行性感冒等符合上述证候者。

方解：肝木应风，脾土应湿，风寒湿邪侵犯人体，首犯肝脾。风寒侵袭肝木，则发热恶寒，头痛身痛；寒湿侵袭脾土，则腹胀腹痛，上吐下泻。故外寒内湿诸症，法当补肝泻脾，解表化湿。《辅行诀》曰："肝德在散，以辛补之，以酸泻之，以甘缓之；脾德在缓，以甘补之，以辛泻之，以苦燥之"，故解表化湿当以辛味药为主。藿香正气散重用辛味药，以藿香之辛为君，解表散寒，芳香化湿；辅以白芷、紫苏之辛，疏风解表，半夏、生姜之辛，祛风除湿，陈皮、厚朴、大腹皮之辛，行气燥湿，诸辛联用，散肝木风寒，祛脾土寒湿。同时，茯苓甘平，健脾祛湿；甘草甘平，补气缓急；白术苦温，燥湿健脾；桔梗苦辛，祛痰理气，二甘二苦同用，二甘缓肝补脾，二苦燥脾。诸药配伍，以奏解表化湿、理气和中之效。（图89）

阐发：辛以补肝解表，麻黄、桂枝、紫苏、荆芥、防风之属；辛以泻脾祛湿，半夏、陈皮、砂仁、厚朴、莱菔子之属，而藿香涵盖二者也。故藿香正气散为肝脾同治之剂，解表同时祛湿。又组方中药大多以温热之性为主，故散寒之力亦强。加减之法，亦不离辛甘，若增解表之力，则加荆芥、防风、香薷之类；若增祛湿之力，则加薏苡仁、砂仁、白扁豆之类。现代成药组方中，常以生半夏代半夏曲，生半夏极辛辣，燥湿祛湿之力极强，专攻中焦。而半夏曲为半夏、生姜与面粉调和发酵制成，其辛辣味减而宣透力增，故其宣通化湿之力较强，更兼解表之功。

四逆汤

此方源自《伤寒杂病论》，为回阳救逆代表方。

组成： 附子一枚（辛），甘草二两（甘），干姜一两半（辛）。

配伍结构： 二辛一甘。

功能主治： 补肝泻脾为主，回阳救逆，用于肝虚脾实之亡阳证，症见手足厥逆、面色苍白、大汗淋漓、神志昏厥、脉微欲绝。亦可用于阳虚阴寒证，症见手足厥逆、恶寒蜷卧、腹痛、下利清谷、精神萎靡，或心悸怔忡、面色苍白，舌淡苔薄白。现常用于风湿性心脏病、心力衰竭、休克、病态窦房结综合征、支气管哮喘、甲状腺功能低下等病见上述证候者。

方解： 肝木主阳气生发，肝虚则阳气不升，手足厥逆，故亡阳衰微诸证，当属肝虚。脾土司运化，脾实则腹满飧泻，腹痛下利诸症，当属脾实。《辅行诀》曰："肝德在散，以辛补之，以酸泻之，以甘缓之。脾德在缓，以甘补之，以辛泻之，以苦燥之。"故肝虚之证与脾实之证，均应以辛主之，以甘辅之。四逆汤以辛味附子与干姜为主，附子大辛大热，破散阴寒，回阳救逆，干姜温里暖脾，助阳通脉，二者相须，功效倍增，构成全方补肝泻脾的基础。辅以甘味药甘草，一则缓急止痛，一则温中补气，为全方增加缓肝补脾之效。诸药共用，以奏温里壮阳，回阳救逆之功。（图 90）

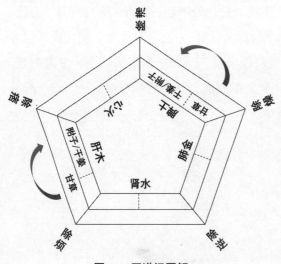

图 90 四逆汤图解

阐发： 四逆汤中甘草之用，一般多从制约、缓和附子干姜的燥烈之性解，从"汤液经法图"看，对于肝木病证，辛补肝而甘缓肝，辛味药以散为主，甘味药以缓为主，与单独辛味药补肝相比，辛甘配伍就是散中有缓，即所谓缓和。对于脾土病证，则辛泻脾而甘补脾，辛甘之用完全相反，与单独辛味药泻脾相比，辛甘配伍就是补泻兼施，即所谓制约。

四逆汤全方用于亡阳证，急需补阳升阳，故不用酸苦药味。其配伍加减，亦以辛甘药味为主。如神疲乏力之脾虚重，则加甘味人参、黄芪之类；如呕吐明显之脾实重，则加陈皮、半夏之类；如汗多之肝虚明显，则配以龙骨牡蛎，酸咸化辛亦补肝；如进展为阴阳两虚证，则亦可配伍苦酸药，即地黄、玄参、麦冬与五味子之类。

半夏白术天麻汤

此方源自《医学心悟》，为化痰息风代表方。

组成：半夏一钱五分（辛），天麻一钱（甘），茯苓一钱（甘），橘红一钱（辛酸），白术三钱（苦），甘草五分（甘）。

配伍结构：二辛三甘一苦。

功能主治：补肝泻脾为主，燥湿化痰，平肝息风，用于肝虚脾实之风痰上扰证，症见头晕目眩、头痛、胸闷呕恶、舌苔白腻，脉弦或滑。现常用于高血压、耳源性眩晕、基底动脉供血不足等病见上述证候者。

方解：诸风掉眩，皆属于肝，头晕目眩诸症，当从肝木论治，应属肝虚。诸湿肿满，皆属于脾，痰湿呕恶诸症，当从脾土论治，应属脾实。故风痰上扰证，头晕呕恶，舌苔白腻，应属肝虚合并脾实，法当补肝泻脾。《辅行诀》曰："肝德在散，以辛补之，以酸泻之，以甘缓之。脾德在缓，以甘补之，以辛泻之，以苦燥之。"补肝当以辛甘为主，泻脾当以辛苦为主。半夏白术天麻汤以辛味药半夏、橘红为主，半夏辛温燥湿，降逆止呕，橘红辛温理气，燥湿消痰，两者联用，泻脾祛呕恶；配以甘味药天麻、茯苓与甘草，天麻甘平缓肝，

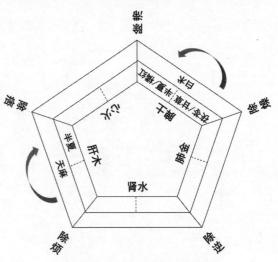

图91　半夏白术天麻汤图解

息风止眩晕，茯苓甘平健脾，利湿降水逆，甘草甘平补脾，益气止疼痛。同时，以苦味药白术燥湿祛湿，健运脾胃。诸药合用，一则疏风治风，一则祛痰治湿，使得痰消风息，眩晕呕恶皆除。（图91）

阐发：半夏白术天麻汤之配伍，二辛三甘一苦，苦味药白术用量最大，且半夏与天麻为辛甘配伍，橘红与茯苓为辛甘配伍，而辛甘配伍可化苦，苦味燥脾祛湿，故其功效，可谓之补肝泻脾，亦可集中于燥湿。所谓，痰湿上扰所致头晕目眩，痰湿中阻所致胸闷呕恶，痰湿蕴于全身所致舌苔白腻。同时，全方甘味药多于辛味药，为何定为泻脾而非补脾？其实，甘味补脾，非甘味药均补脾。甘草、茯苓之甘，可以补脾，但天麻之甘，多用于惊风癫痫和头晕麻木，则其入肝缓肝多于入脾治脾，其他如葛根、钩藤之属，亦以缓肝治肝为主。故半夏白术天麻汤全方治脾之药为"二辛二甘"，且辛味药总量（半夏一钱五分＋橘红一钱）大于甘味药总量（茯苓一钱＋甘草五分），故辛泻之力强于甘补，应以泻脾为主，补泻兼施。

小柴胡汤

此方源自《伤寒杂病论》，为和解少阳代表方。

组成：柴胡半斤（辛酸），黄芩三两（苦），人参三两（甘），半夏半升（辛），甘草三两（甘），生姜三两（辛），大枣十二枚（甘）。

配伍结构：三辛三甘一苦。

功能主治：泻脾补肝，兼有泻心，和解少阳，用于肝虚脾实兼心实之少阳证，症见往来寒热、胸胁苦满、不欲饮食、心烦喜呕、口苦咽干，苔薄黄，脉细弦或沉紧。亦可用于月经不调、黄疸、内伤杂病等见少阳夹杂证者。现常用于慢性肝炎、

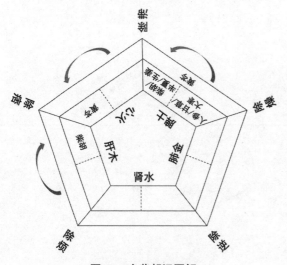

图92 小柴胡汤图解

脂肪肝、胆囊炎、慢性胃炎等病见上述证候者。

方解： 少阳病诸症，胸胁苦满、默默不语与目眩当属肝木，不欲饮食与喜呕当属脾土，心烦、口苦与咽干当属心火。《伤寒论》第97条曰："血弱气尽，腠理开，邪气因入，与正气相搏，结于胁下，正邪分争，往来寒热，休作有时，默默不欲饮食。"故小柴胡汤之治，当以肝木脾土为主、心火为辅。胁满与默默不语为肝虚气郁，不欲饮食为脾虚，呕吐腹满为脾实，而心烦咽干当属心实，故其治当肝脾同调，补泻兼施。《辅行诀》曰："肝德在散，以辛补之，以酸泻之，以甘缓之。脾德在缓，以甘补之，以辛泻之，以苦燥之。心德在耎，以咸补之，以苦泻之，以酸收之。"故脾土虚实夹杂合并肝虚心实之证，当以辛甘苦为主，辛补甘缓以入肝治肝，辛泻甘补苦燥以入脾治脾，苦泻以入心治心。小柴胡汤以辛味、甘味和苦味成方，其中柴胡味辛，疏肝理气清郁热，半夏味辛，降泄浊气祛痰湿，生姜味辛，散寒祛湿能止呕，构成全方补肝泻脾之力；人参味甘，补益正气安神志，甘草与大枣味甘，缓急止痛亦补气，以增缓肝补脾之力；黄芩味苦，清热燥湿解郁火，以增燥脾泻心之力。诸药合用，以补肝泻脾为主，清解郁热，调补正气，除满止呕。（图92）

阐发： 在"汤液经法图"中，辛补肝而辛泻脾，故肝虚合并脾实之证，以辛味治之即可。又甘缓肝而甘补脾，故肝虚或肝实合并脾虚之证，以甘味治之即可。故辛甘配伍之方，当为肝脾共治方。从肝木论，辛多甘多均无妨，均为补肝；而从脾土论，辛多甘少则以泻脾为主，辛少甘多则以补脾为主，故吴茱萸汤、藿香正气散、四逆汤与小柴胡汤，皆以泻脾为主，补脾为辅。另外，在功效描述上，若从"和解少阳"看，上述四方仅小柴胡汤有此功效，若从"补肝泻脾"看，而吴茱萸汤、藿香正气散、四逆汤与小柴胡汤均以此为治则治法，差别在于虚实之处、虚实之程度不同而已。因此，"和解少阳"之意太窄，而脏腑补泻之理甚宽。

《辅行诀》所载大阴旦汤，与小柴胡汤组方相似，但大阴旦汤有芍药，而小柴胡汤无芍药。芍药之味为酸，故看似仅差一药，实则殊于酸味之有无。而从"汤液经法图"角度看，酸味之有无，则可决定全方是否能补肺，是否能收心，是否能泻肝。有酸味之药，小柴胡汤才可更好地入肺补肺治咽干，亦可更好地入心泻心止心烦，且辛酸化甘亦可增强补脾之功。故临床配伍应用时，当考虑在小柴胡汤原方基础上增酸，尤其在肺金症状明显时更应加酸。如口渴口干明显，可减半夏，加麦冬、沙参；若腹中痛，可减黄芩，加芍药、山茱萸；若咳嗽明显，可加五味子、麦冬。

八、肝木肺金共治方八首

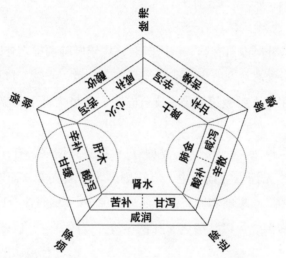

图 93 "汤液经法图"中肝木肺金共治方的定位

肝德在散。以辛补之，酸泻之；肝苦急，急食甘以缓之。

肺德在收。以酸补之，咸泻之；肺苦气上逆，急食辛以散之。

——《辅行诀五脏用药法要》

加减葳蕤汤

此方源自《通俗伤寒论》，为滋阴解表代表方。

组成： 生葳蕤（玉竹）三钱（酸甘），生葱白三钱（辛），桔梗一钱半（辛苦），东白薇一钱（咸苦），淡豆豉四钱（酸辛），苏薄荷一钱半（辛），炙甘草五分（甘），红枣二枚（甘）。

配伍结构： 三辛二酸二甘一咸。

功能主治： 补肝兼有补肺，滋阴解表，用于肝肺两虚之外感风热阴虚证，症见头痛身热、微恶风寒、无汗或有汗不多、咳嗽、心烦、口渴，舌红苔薄，脉浮数。现常用于上呼吸道感染、支气管炎、免疫力低下、扁桃体炎等病见上述证候者。

方解： 诸风掉眩，皆属于肝，故恶风头痛感冒诸症，有汗无汗诸症，皆当治肝。其中，无汗以虚证为主，有汗则多为虚实夹杂。而咳嗽口渴诸症，治当在肺，其中，咳嗽虚实皆有，口渴多为虚证。《辅行诀》曰："肝德在散，以辛补之，以酸泻之，以甘缓之。肺德在收，以酸补之，以咸泻之，以辛散之。"加减葳蕤汤以葱白与薄荷之辛补肝，疏风解表，寒热同调；以玉竹与淡豆豉之酸补肺，生津止渴，宣发郁热；以甘草与大枣之甘补中益气，共同构成补肝补肺之效。同时，桔梗辛苦，散肺祛痰排脓，白薇咸苦，泻肺清热养阴，一则辅助全方辛凉清热之功，二则两者配伍后，一苦一咸，且均可用于

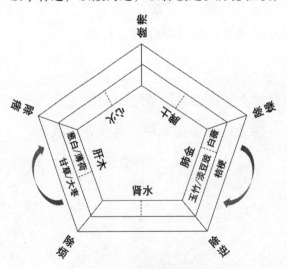

图94 加减葳蕤汤图解

肺热咳嗽，故苦咸化酸，增强酸味补肺止咳止渴之效。诸药联用，辛散透达，养阴发汗，祛风解表。（图94）

阐发：本方名为加减汤，虽以葳蕤（玉竹）命名，但其中关键之药，似是用量最大之淡豆豉。何也？全方意在滋阴解表，既要滋阴，又要解表，怎奈滋阴当用酸，解表当用辛，而玉竹仅有酸甘养阴生津止渴之功，无辛味解表之效。而淡豆豉为辛酸兼有之药，辛则宣发解表，酸则敛阴除烦，更适合作为加减葳蕤汤之主药。其余如柴胡、陈皮之类，亦为辛酸兼有之复合药味。另外，本方适应证，也不宜称为"外感风热阴虚证"，因风邪需疏当用辛，热邪需清当用苦，故治风热感冒诸药，多为辛苦配伍而非辛酸配伍。从"汤液经法图"看，酸补肺，辛散肺，此为肺燥之治，故其称为"风燥感冒"似乎更为适合。

温经汤

此方源自《金匮要略》，为温经散寒、养血润燥代表方。

组成：吴茱萸三两（辛），当归二两（辛），川芎二两（辛），芍药二两（酸），人参二两（甘），桂枝二两（辛），阿胶二两（甘），生姜二两（辛），牡丹皮二两（苦），甘草二两（甘），半夏半升（辛），麦门冬一升（酸）。

配伍结构：六辛二酸三甘一苦。

功能主治：补肝补肺为主，兼有补脾补肾，阴阳双补，养血祛瘀，用于肝肺两虚之寒凝血瘀夹燥证（阴阳两虚证），症见少腹冷痛、受凉加重、暮即发热、唇口干燥、手足心热，经血量少色紫暗，或痛经闭经，或崩漏，舌质暗淡或紫，脉沉迟或涩。现常用于子宫卵巢发育不全、功能性子宫出血、围绝经期

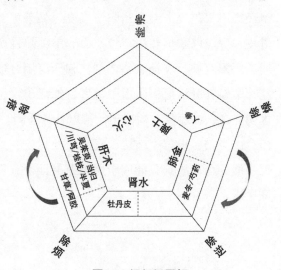

图95 温经汤图解

综合征、盆腔炎、子宫内膜异位等病见上述证候者。

方解： 肝木主升，阳气不升，寒凝血脉则少腹冷痛，受凉加重，得温则缓。天行一周天，朝则阳气渐升，暮则阴气渐壮，故阳气不升之发热者，朝缓暮重。肺金主收敛，故唇干口燥与手足心热，乃肺虚所致阴虚燥热之象。肝藏血，经血量少为血虚之象，亦为肝虚所致。故此类寒凝瘀血夹燥证，当属阴阳两虚，以阳木与阴金两虚为主。《辅行诀》曰："肝德在散，以辛补之，以酸泻之，以甘缓之。肺德在收，以酸补之，以咸泻之，以辛散之。"故肝虚合并肺虚证，当以辛酸为主。温经汤以吴茱萸、当归、川芎与桂枝之辛，散寒温经养血，活血化瘀止痛；以半夏之辛，燥湿散结化瘀；以麦冬、芍药之酸与阿胶、人参与甘草之甘同用，补肺兼有补脾缓肝，益气滋阴止渴，养血缓急止痛；以牡丹皮之苦，补肾清热，凉血祛瘀。同时，桂枝与芍药配伍，一辛一酸，有小建中之意，故辛酸化甘补脾；当归与人参配伍，一辛一甘，且均可用于经产宫冷诸病，故辛甘化苦补肾。于是，全方既治肝肺，又调脾肾，一方面善于补气养血，一方面入肾治肾，尤长于治疗女子冲任虚寒与男子阳痿虚弱。诸药联用，以奏寒热同调、行补兼有之效。（图95）

阐发： 一般认为，温经汤用于寒瘀证，似乎不妥。从适应证上看，温经汤证不仅包含少腹冷痛、痛经等虚寒性表现，而且包含唇干口燥、手足心热等虚热性表现，理应以阴阳两虚定位，而非单纯阳虚证。从药物组成上看，温经汤不仅包含辛温之当归、半夏与吴茱萸，亦包含酸寒之白芍、麦冬与牡丹皮，理应以寒热并用定位，而非单纯热性药。综合来看，温经汤为寒热平调、阴阳双补、攻补兼施之剂。临床应用之加减，血瘀明显者，加桃仁、红花，辛以补肝活血；阳虚明显者，加淫羊藿、巴戟天，苦辛以补肾温阳；阴虚明显者，加地黄、枸杞子，苦以补肾强阴。《妇人大全良方》也有一首温经汤，由当归、川芎、肉桂、莪术、牡丹皮、人参、牛膝与甘草组成，此方中无一酸味药，故其只能用于血虚寒凝证也，不如《金匮要略》之温经汤适应证更广。

柴胡桂枝干姜汤

此方源自《伤寒论》，为少阳郁热兼津液所伤所设。

组成：柴胡半斤（辛酸），桂枝三两（辛），干姜二两（辛），瓜蒌根四两（酸甘），黄芩三两（苦），牡蛎二两（咸），甘草二两（甘）。

配伍结构：三辛一甘一酸一苦一咸，或三辛三酸一甘（咸苦化酸）。

功能主治：补肝补肺，清解胆热，解表生津，用于少阳郁热兼津液损伤，症见伤寒五六日，已发汗复误下之，胸胁满微结，小便不利，渴而不呕，但头汗出，往来寒热，心烦者；亦治疟病，寒多热微，或但寒不热。现常用于治慢性肝炎、早期肝硬化、慢性胃炎、慢性结肠炎、月经不调、消渴等属本方证机者。

方解：肝虚则胸胁满闷，汗出，肺虚则口渴，烦热。故少阳郁热兼津液损伤，当以肝虚合并肺虚为主。《辅行诀》曰："肝德在散，以辛补之，以酸泻之，以甘缓之。肺德在收，以酸补之，以咸泻之，以辛散之。"柴胡桂枝干姜汤以辛味柴胡与桂枝补肝，柴胡疏肝理气，桂枝发汗解肌，以辛味干姜散肺，温中开表；以瓜蒌根之酸与柴胡兼有之酸味补肺，生津止咳，清解郁热；以甘味甘草，益气缓急。同时，以苦味黄芩与咸味牡蛎配伍，一苦一咸，且均能用于肺热烦渴，故咸苦化酸，既能清热软坚，又能增强酸味泻肝补肺之功。全方肝肺同调，补泻兼施，寒热共治。另外，本方配伍结构中的"一甘一苦一咸"能入肾治肾，泻肾通淋，治小便不利。配伍结构中的"三辛一甘一苦"能入脾治脾，补泻兼施，治寒多热少之疟病。（图96）

阐发：本方属小柴胡汤化裁方，主治伤寒发汗复误下后表现出"胸胁满微结，

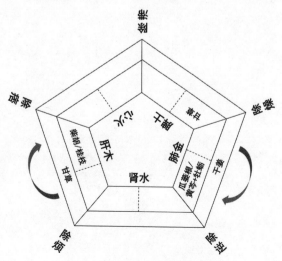

图96 柴胡桂枝干姜汤图解

往来寒热，心烦"的小柴胡汤证，同时兼有"渴而不呕，小便不利"的症状，历代医家对其病机持不同观点：如"胆寒脾热"之少阳兼太阴为病，或少阳病兼痰饮内结，或认为其属六经病"厥阴病范畴"。从"汤液经法图"看，本方以治肝治肺为主，伤寒中风病未解，肝木应风受之，虚则恶寒汗出，故以辛补肝为主，同时兼见"渴而不呕"，故辛味药去辛燥之半夏、止呕之生姜，加辛味桂枝与干姜，发散未解之邪，宽胸散结；甘味药去人参、大枣，加酸甘兼有之瓜蒌根，生津清热止渴，加咸味牡蛎，泻肺散结气。整体结构补肝补肺，补泻兼施。

 2. 以泻为主方

丹青饮

此方源自《医醇賸义》，为肝经咳嗽所设。

组成：赭石 9g（咸），贝母 6g（咸），旋覆花 3g（咸），麦冬 4.5g（酸），沙参 12g（甘酸），桑叶 3g（辛酸），杭菊 6g（辛苦），白蒺藜 9g（苦辛），杏仁 9g（苦），橘红 3g（辛），石斛 9g（酸甘），潼蒺藜（沙苑子）9g（甘）。

配伍结构：三咸二酸三辛二甘二苦，或四咸四酸三辛一甘（苦甘化咸，咸苦化酸）。

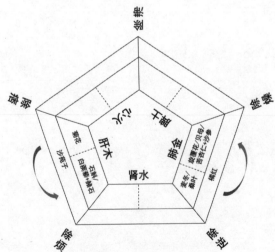

图97 丹青饮图解

功能主治：泻肝泻肺为主，平肝降逆，化痰止咳，用于肝肺两实之肝咳，症见咳嗽，痰少，胁痛，易怒头眩。

方解：肺实则喘咳，肝实则多恚怒，胁下支满而痛，目眩。故胁痛头眩之肝咳，当属肝实合并肺实证。《辅行诀》曰："肺德在收，以酸补之，以咸泻之，以辛散之，肝德在散，以辛补之，以酸泻之，以甘缓之。"丹青饮以咸味贝母、旋覆花泻肺降气，清热化痰止咳，以酸味麦冬、沙参补肺养阴，润肺止咳；以酸甘石斛泻肝明目，甘味沙苑子平肝明目，辛苦菊花疏风清热；以酸辛桑叶补肺润燥，辛味橘红理气化痰。同时，以苦杏仁之苦与沙参之甘，一苦一甘，且均可用于咳嗽，故苦甘化咸，泻肺止咳。同时，以苦辛兼有之白蒺藜与咸味代赭石配伍，一苦一咸，且就能平肝，故苦咸化酸，泻肝定眩。全方泻肺泻肝为主，补泻兼施，共奏平肝降逆，化痰止咳之功。（图97）

阐发:《素问》曰："五脏六腑皆令人咳，非独肺也。不过假途于肺尔。"从"汤液经法图"分析，辛酸药味组合，可入肝脏补肝或泻肝，亦可入肺经补肺，故其可兼治两脏共病。临床若见呛咳少痰，胁肋胀痛甚者，每遇情志不舒发病或加重，则可加用辛酸味柴胡，酸味枳壳，白芍增强疏肝理气之功。若头晕目眩甚者，可加甘味天麻、钩藤，平肝潜阳。若见干咳少痰，面赤咽干，可加用咸味海蛤壳、苦味地骨皮，增强泻肺之功。

 ## 3. 补泻兼施方

麻黄汤

此方源自《伤寒杂病论》，为治风寒表实证代表方。

组成: 麻黄三两（辛），桂枝二两（辛），杏仁七十个（苦），甘草一两（甘）。

配伍结构: 二辛一苦一甘，或二辛二咸（苦甘化咸）。

功能主治: 补肝泻肺，发汗解表，宣肺平喘。用于

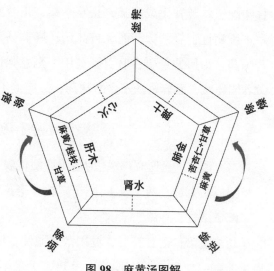

图98 麻黄汤图解

肝虚肺实之风寒表实证，症见发热恶寒，头痛身痛，无汗而喘，舌淡苔白，脉浮紧。现常用于感冒、流行性感冒、支气管炎、肺气肿等符合上述证候者。

方解： 肝木应风，肝木主升阳，故风寒侵袭所致恶寒无汗、营卫失和当属肝木虚证，应治肝补肝。肺金主皮毛，肺金克肝木，肝木虚则肺金实，故风寒外感之肝木病证当反侮肺金，出现咳嗽痰喘之证候。《辅行诀》曰："肝德在散，以辛补之，以酸泻之，以甘补之；肺德在收，以酸补之，以咸泻之，以辛散之。"补肝当用辛，麻黄汤以麻黄桂枝为辛，麻黄辛温，发汗散寒解表，桂枝辛温，温经通脉解表。辅以甘味甘草，缓急止痛。泻肺当用咸，麻黄汤以苦杏仁配甘草，一苦一甘，且均可用于咳嗽，故苦甘化咸，泻肺止咳祛痰。辅以辛味麻黄，宣肺平喘。诸药配伍，解表散寒，宣肺平喘，用于太阳风寒表实证与风寒犯肺证。（图98）

阐发： 众所周知，麻黄汤为治风寒表实证之代表方，桂枝汤为治风寒表虚证之代表方，似乎麻黄汤与桂枝汤之别，只在有汗无汗。但有汗无汗，看似是有无之差，实则只是麻桂辛味强弱之异，非二方之差。殊不知，桂枝汤亦可用于无汗之人乎？从"汤液经法图"角度看，二方之真正差别，在于药味。麻黄汤方用辛苦甘，桂枝汤方用辛酸甘。辛酸甘乃肝木本脏治疗之味，即补肝中兼有泻肝。而辛苦甘配伍，则属肝木脾土同治，或肝木肺金同治。由于苦杏仁为降气平喘通便之药，故从肝木肺金论治，以苦杏仁苦味与甘草甘味配伍，苦甘化咸泻肺，止咳平喘，正合麻黄汤证治。故曰：桂枝汤治肝木本脏病证，有酸味药而无苦味药；麻黄汤治肝木肺金共病，无酸味药而有苦味药。为何仲景要在麻黄汤证中，刻意强调"口不渴"？也许因口渴需酸敛养阴止咳，而麻黄汤不含酸味药，故应治不口渴之人。

大黄附子汤

本方源自《金匮要略》，为温阳通便代表方。

组成： 大黄三两（咸），附子三枚（辛苦），细辛二两（辛）。

配伍结构： 一咸二辛。

功能主治： 泻肺补肝，温阳散寒通便，用于肺实合并肝虚证之寒积阻滞，症见腹痛、便秘、胁下偏痛、发热、手足不温、腰酸腿软，舌淡，苔薄白，脉沉迟。现常用于慢性结肠炎、慢性细菌性痢疾、慢性盆腔炎、慢性胆囊炎、胆囊术后综合征等病见上述证候者。

方解： 肺与大肠相表里，肺实则喘咳便秘，肺虚则口渴烦热。肝木主升阳，肝虚则阳气不升，手足不温，胸胁冷痛，故寒邪凝滞所致手足不温与腹痛便秘，当属

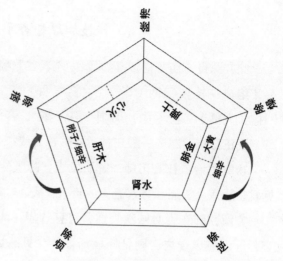

图 99　大黄附子汤图解

肝虚合并肺实证。《辅行诀》曰："肺德在收，以酸补之，以咸泻之，以辛散之；肝德在散，以辛补之，以酸泻之，以甘缓之。"故肝虚合并肺实病证，当以辛咸配伍为主。大黄附子汤由三味药组成，大黄味咸，泻肺通便，软坚散结除滞；附子与细辛味辛，补肝升阳，温中散寒除滞，同时细辛解表温肺，亦可宣通气机，增强泻肺之力；诸药联用，共奏温阳散寒、通便止痛之功。（图 99）

阐发： 咸辛配伍之方，为治肺实证之经典配伍，咸味泻肺，辛味散肺。而从子母补泻角度看，辛能补肝，咸能补心，子能令母实，补心有助于补肝，故咸辛配伍亦为补肝之方。泻肺故能用于便秘，补肝故能用于手足不温和胸胁冷痛，此为寒积证。至于适应证之"腰膝酸软"，从"汤液经法图"角度看，腰膝酸软属肾水疾病，而苦补肾、甘泻肾、咸润肾，大黄味咸润肾，附子苦辛，以苦补肾，以辛升阳，二者相合即可用于肾虚型腰膝酸软。

大黄附子汤之加减，亦不离咸辛，如阳虚明显，加咸味肉苁蓉，温阳通便；如气虚明显，加白术与人参，苦甘化咸；如恶寒明显，则加辛味桂枝、干姜，温中散寒；如合并气滞血瘀，则加咸味厚朴，或辛味当归、川芎，行气活血。同时，对于腹痛明显者，亦可酌加酸味药白芍、山萸肉之类，以柔肝缓急止痛。

桂枝加厚朴杏子汤

此方源自《伤寒论》，为太阳中风表虚兼喘证所设。

组成：桂枝三两（辛），生姜三两（辛），芍药三两（酸），甘草二两（甘），大枣十二枚（甘），厚朴二两（咸），杏仁五十二枚（苦）。

配伍结构：二辛一酸二甘一咸一苦，或二辛三咸一酸一甘（苦甘化咸）。

功能主治：补肝泻肺，解肌发表，降气定喘，用于肝虚肺实之咳喘，症见发热恶寒、头痛、鼻塞流涕、咳嗽有痰、气逆喘促。

方解：肺实则必咳喘气逆，肩息背痛，汗出憎风。宿有喘病，受外邪侵袭，肝木应风受之，则见桂枝汤证，症见恶风汗出、鼻鸣咽干、翕翕发热。肝虚则汗出，肝实则头目痛，故此证属肺实合并肝木虚实夹杂证。《辅行诀》曰："肝德在散，以辛补之，以酸泻之，以甘缓之。肺德在收，以酸补之，以咸泻之，以辛散之。"故肺实当以咸泻之，肝木虚实夹杂当以辛酸治之。桂枝加厚朴杏子汤，在桂枝汤原方加厚朴咸味，以泻肺降气平喘；再加苦味杏仁，与甘味甘草配伍后，一苦一甘，且均可用于咳嗽，故苦甘化咸，泻肺止咳，解肺实之喘证。同时，桂枝汤补肝兼有泻肝之意仍在，桂枝生姜辛温解表散寒，大枣补中缓急，芍药酸寒收敛，发中有收，解太阳中风有汗之表证。全方配伍，共奏解肌降气定喘之功。（图100）

阐发：本方为桂枝汤附方之一，一般认为桂枝汤为解表剂，从肺论治。但从"汤液经法图"分析，其实为补肝之剂，治疗药味为"辛酸甘"，而太阳中风之证多涉及肺部症状，肺病治疗药味为"酸咸辛"，两者相似，同用辛酸治之。故以辛酸为主组方，既能治肝，也能治肺。或曰，治肝就是治肺，治肺

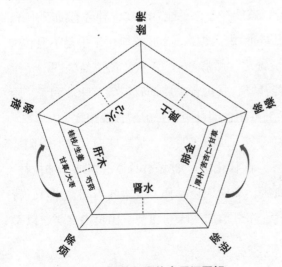

图100 桂枝加厚朴杏子汤图解

就是治肝。

小青龙汤

此方源自《伤寒论》，为解表散寒、温肺化饮代表方。

组成： 麻黄三两（辛），芍药三两（酸），细辛三两（辛），干姜三两（辛），甘草三两（甘），桂枝三两（辛），五味子半升（酸），半夏半升（咸辛）。

配伍结构： 四辛二酸一咸一甘。

功能主治： 补肝散肺为主，兼有泻肾，解表散寒，温肺化饮，用于肝虚肺闭合并肾实之外寒里饮证和寒饮郁肺证，症见发热恶寒、头身疼痛、无汗、咳嗽气喘、痰稀色白量多，或胸中痞满，或干呕，或倚息不得平卧，或头面四肢水肿，舌淡苔薄白，脉浮紧。现常用于急慢性支气管炎、支气管哮喘、肺气肿、肺源性心脏病、百日咳、结核性胸膜炎、间质性肺炎等病见上述证候者。

方解： 肝主阳气升发，肝主风应筋，故风寒外感所致发热恶寒、头身疼痛、胸胁痞满诸症，当属风寒邪气郁表，应以肝虚论治。肺主皮毛，肺司呼吸，故无汗、咳嗽痰喘、不得平卧诸症，当属寒邪束表，使得肌表水气无法正常代谢，应以肺实肺闭论治。《辅行诀》曰："肝德在散，以辛补之，以酸泻之，以甘缓之；肺德在收，以酸补之，以咸泻之，以辛散之。"故肝虚合并肺实肺闭之证，当以辛味为主，补肝同时散肺以治之。小青龙汤以麻黄、桂枝、细辛之辛，发散风寒，解表出汗；以半夏之咸辛，泻肺散肺，消痞散结，以麻黄、细辛与干姜之辛，发表开闭，宣肺平喘；以芍药、五味子之酸，一则

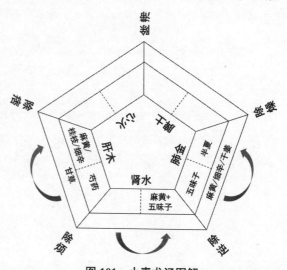

图101 小青龙汤图解

泻肝止痛定咳喘，一则补肺养阴防伤津；以甘草之甘，缓肝止痛，健脾益气。同时，麻黄与五味子联用，一辛一甘，且均可用于水饮诸病，故辛酸化甘，泻肾利水消肿。诸药合用，开中有合，散中有收，补泻兼施，以奏散寒化饮之功。（图101）

阐发： 小青龙汤，以治东方肝木之病，药用"五辛二酸一甘"，辛能补肝，酸能泻肝，甘能缓肝，均入肝治肝，正合青龙之意。或曰：既为肝木之病，为何有咳嗽喘急之象，为何有头面四肢水肿之症？从"汤液经法图"角度看，此即脏腑有生克，而一味入多脏之理，辛味能补肝，能散肺，能泻脾。故小青龙汤之辛，能治肝，也能治肺脾，治肺就是散肺，散寒散水气；治脾就是泻脾，止呕除腹满。同时，五味之间能化合，辛酸配伍可化甘，而甘味泻肾能利水饮。故青龙属木本无水，但辛酸治木又能治水。《辅行诀》中亦收录了大小青龙汤，其收录的"小青龙汤"为当今《伤寒论》之麻黄汤，其收录的"大青龙汤"为当今《伤寒论》之小青龙汤，当分辨清楚。

九、肝木肾水共治方十五首

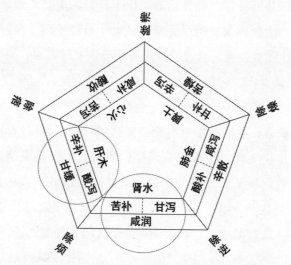

图 102 "汤液经法图"中肝木肾水共治方的定位

肝德在散。以辛补之，酸泻之；肝苦急，急食甘以缓之。

肾德在坚。以苦补之，甘泻之；肾苦燥，急食咸以润之。

——《辅行诀五脏用药法要》

四物汤

此方源自《仙授理伤续断秘方》，为补血代表方。

组成：熟地黄（苦）、当归（辛）、白芍（酸）、川芎（辛）各等分。

配伍结构：二辛一苦一酸。

功能主治：补肝补肾，补血活血，用于肝肾两虚之血虚证，症见心悸失眠、头晕目眩、面色不荣、指甲无泽，或女子月经不调、痛经闭经、漏下不止、胎动不安，舌淡苔薄，脉虚弱。现常用于缺铁性贫血、再生障碍性贫血、过敏性血小板减少症、习惯性流产、子宫复旧不全、不孕症等病见上述证候者。

方解：肝藏血，主筋，主气机调畅，诸风掉眩，皆属于肝。故气血虚所致头晕目眩、爪甲无泽、少腹疼痛诸症，当从肝木虚实夹杂论治。肾藏精，司生殖，故气血虚所致女子月经不调、痛经闭经诸症，当从肾虚论治。《辅行诀》曰："肝德在散，以辛补之，以酸泻之，以甘缓之。肾德在坚，以苦补之，以甘泻之，以咸润之。"故肝木虚实夹杂合并肾虚之证，当以辛酸苦为主。四物汤以当归、川芎之辛，补肝养血，行气活血；以地黄之苦，补肾滋阴，养血通经；配以芍药之酸，柔筋养血，缓急止痛，有泻肝之用。同时，当归与芍药之配伍，一辛一酸，且均可用于养血补血，故辛酸化甘，增强补气血之功。四药联用，补肝兼有补肾，以奏补血调血之效。（图103）

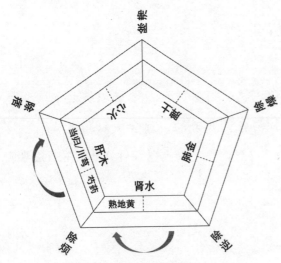

图103 四物汤图解

阐发：四物汤为补血基本方，"二辛一酸一苦"配伍成方，其中以川芎、当归之辛为主，故全方功效特点，以补肝养血为主。配以地黄补肾，芍药补肺泻肝，以成补肝补肾，补泻兼施之方。《成方便读》谓其"补血者，当求之肝肾"，正是此意。但脾统血，脾主运化，四物汤中虽有当归芍药辛酸化甘，但力仍不足，若遇气虚运化不利之人，当配伍甘味补气药，党参、黄芪之类，增强补气养血之效。《医宗金鉴》之圣愈汤，即在四物汤基础上，配伍人参、黄芪之甘，以增补气养血之力，更适合面色萎白、四肢无力患者。

《辅行诀》记载，地黄为水中水，应当为味苦之药。但生地黄炮制成熟地黄时，需黄酒炖或蒸制，此乃水中加火之操作，故熟地黄滋补肝肾力强，清热凉血力弱，药性由寒转温。这种炮制操作，可能会让熟地黄的主导药味，在原本苦味的基础上，合并有更多的甘味或辛味，以补肝补脾。故《珍珠囊》记载熟地黄"甘苦"，《本草纲目》记载熟地黄"甘、微苦"。如此一来，从药味上看，将苦兼辛甘的熟地黄用于肝虚血虚之证，就比单纯苦味的生地黄要更为合适。

甘草附子汤

此方源自《金匮要略》，为祛风散寒，除湿止痛代表方。

组成：甘草二两（甘），附子二枚（辛苦），白术二两（苦），桂枝四两（辛）。

配伍结构：二辛一苦一甘。

功能主治：补肝补肾，散寒除湿止痛，用于肝肾两虚之风湿，症见周身关节疼痛、功能受限，伴汗出恶风及小便不利者。现常用于风湿性关节炎、风湿性心脏病、痛风、坐骨神经痛、肾小球肾炎等病见上述证候者。

方解：肾水主骨生髓，

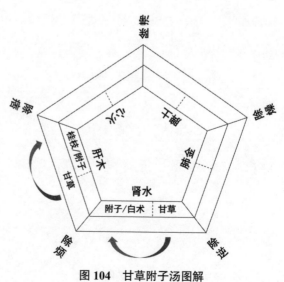

图104 甘草附子汤图解

司小便。《辅行诀》曰："肾虚则骨痛，腰股膝足皆痛，肾实则腹满，泾溲不利。"故寒湿痹痛与小便不利症，当属肾水病证，虚实夹杂。肝木主风主升阳，肝虚则汗出恶风，肝实则拘挛易怒，故汗出恶风之表证，当属肝虚病证。《辅行诀》曰："肾德在坚，以苦补之，以甘泻之，以咸润之；肝德在散，以辛补之，以酸泻之，以甘缓之。"故肾水虚实夹杂合并肝木虚证，当以苦甘辛治之。甘草附子汤以白术与附子之苦，温肾散寒，燥湿止痛；以甘草之甘，泻肾缓肝，利水止痛；以桂枝与附子之辛，补肝升阳，散寒解表。诸药联用，以奏祛风解表、燥湿止痛之功。（图104）

阐发：《伤寒论》与《金匮要略》用甘草附子汤治疗"风湿相搏，骨节烦疼，掣痛不得屈伸，近之则痛剧，汗出短气，小便不利，恶风不欲去衣，或身微肿者"。《辅行诀》在"辨肾脏病证文并方"中记载"邪在肾，则骨痛，阴痹。阴痹者，按之不得"，正应甘草附子汤证中"掣痛""近之则痛剧"的记载，故其入肾治肾。而"恶风不欲去衣"的记载，则表明此类病证与风木有关，当入肝治肝。同时，从"汤液经法图"角度，脾土喜燥恶湿，甘味补脾，辛味泻脾，苦味燥脾。甘草附子汤以"二辛一苦一甘"成方，也合入脾治脾之意，能治湿邪病证。

胶艾汤

此方源自《金匮要略》，为冲任虚损所致妇科出血病所设。

组方： 川芎二两（辛），当归三两（辛），艾叶三两（辛），芍药四两（酸），阿胶二两（甘），甘草二两（甘），干地黄六两（苦）。

配伍结构： 三辛一苦一酸二甘，或二辛四苦一酸（辛甘化苦）。

功能主治： 补肝补肾，

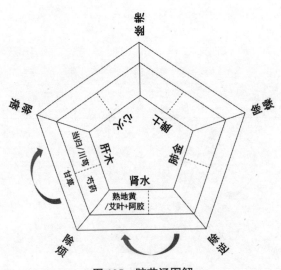

图105 胶艾汤图解

养血止血，调经安胎。用于肝肾两虚之妇人出血，症见妇人冲任虚损，崩漏下血，月经过多，淋漓不止；产后或流产后损伤冲任，下血不绝；或妊娠胞阻，胎漏下血，腹中疼痛。现可用于先兆流产，习惯流产，胎动不安，功能性子宫出血，产后恶漏不行等病。（图105）

方解： 冲为血海，任主胞胎，肝肾虚损，则冲任不固，阴血不守，妇人胎产可见胎漏下血，或腹中疼痛，或崩漏下血，或月经过多，淋漓不绝。肝肾不足之治，当以辛味补肝，苦味补肾。胶艾汤以辛味当归川芎养血补血，活血行血，以酸味芍药柔肝止痛，以苦味地黄补肾养血，以甘味甘草缓急止痛。同时，辛味艾叶与甘味阿胶配伍，一辛一甘，且均可用于止血，故辛甘化苦，补血止血，温经止血，全方补肝肾，固冲任，则诸症可除。

阐发： 四物汤为妇科调经之要方，其为补肝补肾方，胶艾汤较四物汤多辛味艾叶，甘味的阿胶与甘草，从"汤液经法图"看，辛味补肝，甘味缓肝又补脾，且辛甘化苦，增强了补肾、止血、调经、安胎的功效。同理，若瘀滞较重者，可加辛味桃仁、红花，增强活血祛瘀之力；若血虚有热者，可酌加苦味玄参、丹皮，以清热凉血止血；若血虚有寒者，可酌加辛味肉桂、吴茱萸、炮姜温经止血。

八味肾气丸

此方源自《金匮要略》，为补肾气代表方，亦为后世补肾基本方。

组　成： 干地黄八两（苦），山药四两（甘酸），山茱萸四两（酸），泽泻三两（咸），茯苓三两（甘），牡丹皮三两（苦），桂枝一两（辛），附子一两（辛）。

配伍结构： 二苦二辛二甘一酸一咸。

功能主治： 补肾兼有补

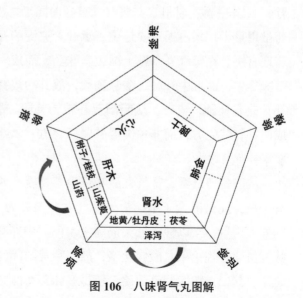

图106　八味肾气丸图解

肝，阴阳双补，用于肝肾两虚之肾气虚（阴阳两虚），症见虚劳腰痛、少腹拘急、畏寒肢冷、阳痿遗精、小便不利、痰饮脚气，舌质淡而胖，苔薄或燥，脉沉弱。现常用于肾小球肾炎、尿毒症、神经性膀胱炎、冠心病、糖尿病、围绝经期综合征、多发性骨髓炎等病见上述证候者。

方解：肾主骨生髓，司生殖，肾主水液，腰乃肾之府，肾气足则小便利、腰膝健，而肾虚则腰膝痛、阳痿滑泄，肾实则小便不利。肝主升，主筋，司气机，肝虚则畏寒肢冷、阳痿不举，肝实则拘挛疼痛。《辅行诀》曰："肾德在坚，以苦补之，以甘泻之，以咸润之。肝德在散，以辛补之，以酸泻之，以甘缓之。"故肾虚合并肝虚之证，当以辛苦配伍为主。八味肾气丸以地黄、牡丹皮之苦，补肾填精，滋阴清热；以附子、桂枝之辛，补肝升阳，散寒祛湿，辛苦同用，苦味药用量五倍于辛味药，故以补肾为主，补肝为辅。同时，以甘味药茯苓与咸味药泽泻，泻肾润肾，利水降浊；以酸味药山茱萸与甘味药山药配伍，泻肝缓肝，收敛止痛。诸药联用，以成补肾为主，补肝为辅，母子同补，补泻兼施，阴阳双补之方。（图106）

阐发：《难经》曰："子能令母实，母能令子虚。"肾水为母，肝木为子，补肝有助于补肾，故肾气丸以"二苦一甘一咸"补肾为主，以"二辛一酸一甘"补肝为辅，四四成方，故曰八味肾气丸。《辅行诀》所载大补肾汤，由地黄、竹叶、甘草、泽泻、桂枝、干姜、五味子组成，以"二苦一甘一咸"补肾，"二辛一酸"补肝，与肾气丸有异曲同工之妙。此类阴阳双补方中，辛味药虽用量小，却占据重要地位，承载着关键的补肝升阳作用。待钱乙《小儿药证直诀》在肾气丸基础上减去辛味药，而成六味地黄丸之后，由于补肝之辛味尽失，而方中补肺之酸味独大，故其功效特点从补肾兼有补肝，转变为补肾兼有补肺，或曰，从阴阳双补转为补阴。故曰肾气丸是阴阳双补之方，或曰补肾气之方，而非单纯温补肾阳之方。六味地黄丸是单纯补阴之方，而非平补肾气之方。

从辛酸药量看，肾气丸酸味仅山茱萸就有四两，而辛味桂枝与附子仅各有一两，此乃酸大于辛，为何肾气丸非泻肝为主？其一，若仅为辛酸配伍，则如此用量，当以酸泻肝柔筋为主。但方中亦有其他药味，尤其有咸味。五味配伍化合理论中，酸咸化辛，故山茱萸与泽泻配伍应可化辛，亦增强辛味之用。其二，如能调整配比，使得辛味药与酸味药等量，则更能全其补泻兼施、以补为主之功。试看《济生方》之加味肾气丸，以一两附子配一两山茱萸，又增桂枝为一两半配一两山药，此为更加稳妥之补肝法。

右归丸

此方出自《景岳全书》，为肾阳不足，命门火衰证所设。

组成：大怀熟地八两（苦），杜仲四两（苦），鹿角胶四两（咸辛），山药四两（甘酸），枸杞四两（苦甘），菟丝子四两（甘辛），当归三两（辛），肉桂二两（辛），制附子二两至六两（辛），山茱萸三两（酸）。

配伍结构：三苦三辛二甘一酸一咸。

功能主治：补肾补肝，温补肾阳，填精益髓，用于肾虚兼有肝虚之命门火衰证，症见神疲气怯，畏寒肢冷，阳痿遗精，不能生育，腰膝酸软，小便自遗，肢节痹痛，周身浮肿；或饮食少进，或大便不实。现常用于肾病综合征，老年骨质疏松症，精少不育证，以及贫血，白细胞减少等命门火衰者。

方解：诸寒收引，皆属于肾，肾虚则腰痛，精少，骨痿，大腹小腹痛，小便不利。《辅行诀》曰："肾德在坚，以苦补之，甘泻之，咸润之。"右归丸以"三苦一甘一咸"结构补肾，重用苦味熟地八两，补肾滋阴；苦味杜仲，补肾壮腰；苦甘枸杞，补肾益精；甘味山药，泻肾利小便；咸味鹿角胶，益肾填精。同时，乙癸同源，"子能令母实"，补肝以求补肾。《辅行诀》曰："肝德在散，以辛补之，以酸泻之，以甘缓之。"右归丸余下药味恰以"三辛一酸一甘"补肝，辛味当归养血补肝，辛味制附子、肉桂，温肾补肝，酸味山茱萸，收敛固涩，甘味菟丝子，养肝明目。诸药合用，补肾之中兼补肝，治疗肾阳虚衰，与八味肾气丸异曲同工。（图107）

阐发：从"汤液经法图"角度看，传统补肾阳，即是

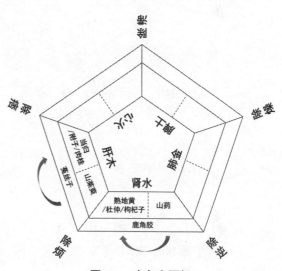

图107　右归丸图解

以补肾水为主，配伍以补肝木，巩固增强扶阳的效果，药味选择以"辛苦"为主，辛以补肝，苦以补肾。临床可随症灵活化裁，如食少便溏者，可去辛味当归，加入辛味干姜，苦味白术；若阳痿，加苦味巴戟天、咸味肉苁蓉。

真武汤

此方源自《伤寒杂病论》，为温阳利水代表方。

组成： 茯苓三两（甘），芍药三两（酸），生姜三两（辛），白术二两（苦），附子一枚（辛苦）。

配伍结构： 二辛一苦一酸一甘。

功能主治： 补肝兼有补肾为主，温阳利水，用于肝肾两虚之阳虚水泛证，症见四肢沉重、腹痛腰痛、小便不利、肢体水肿、头晕心悸、下利，舌淡苔白，脉沉弱者。现常用于心脏病水肿、慢性肾炎、肾衰竭、肾病综合征等疾病见上述证候者。

方解： 诸病水液，皆属于寒，寒为太阳寒水之寒，五脏配属为肾水，故小便病当治肾水。《辅行诀》曰："肾虚则腰痛腹痛、胻足皆痛，肾实则腹满胫肿、泾溲不利。"故四肢沉重、腰痛与小便不利诸症，当属肾水虚实夹杂证。诸风掉眩，皆属于肝，故阳气不升所致头晕目眩和恶寒怕冷诸症，当属肝木虚实夹杂证。《辅行诀》曰："肾德在坚，以苦补之，以甘泻之，以咸润之。肝德在散，以辛补之，以酸泻之，以甘缓之。"故肾水合并肝木病证，当以辛苦补之，以甘酸泻之。真武汤以附子、白术与茯苓治肾，附子苦辛，温补肾阳，白术味苦，补肾燥湿，茯苓味甘，泻肾利水，三者相配，二苦一甘，补泻兼施。以附子、生姜与芍药治肝，附子辛苦，散寒止痛，

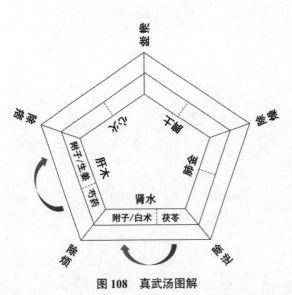

图108 真武汤图解

生姜味辛，解表通经祛湿，芍药味酸，泻肝柔筋止痛，三者联用，二辛一酸，补泻兼施。诸药共用，以奏温阳利水之效。（图108）

阐发： 真武汤，似为玄武汤之异名同方，为四神汤之一。《辅行诀》所载小玄武汤与真武汤之组方用药、配伍剂量完全相同，仅干姜与生姜之别，其主治证为"治天行病，肾气不足，内生虚寒，小便不利，腹中痛，四肢冷者"，明确提及"肾气不足"，故真武汤应为补肾之方。又《难经》有言曰：子能令母实，母能令子虚，补肾水亦需补肝木，补肝木有益于补肾水，故真武汤之辛酸组合，应为入肝补肝之意，也即真武汤当为补肾合并补肝之方。以此观之，苦辛兼具之附子，当为君药无疑。

与时方验方相比较，仲景经方往往善用五味配伍化合之法，一则能使少数药实现丰富的功效，二则能使补变为泻、泻变为补，补泻兼施以治病，十分灵活。例如，黄连阿胶汤中用黄连和阿胶，通过苦甘化咸，使得泻心之苦转化为补心之咸。又如，小建中汤中增加芍药用量，通过辛酸化甘，使得泻脾之辛转化为补脾之甘。而真武汤亦复如是。方中用辛味生姜和甘味茯苓，一辛一甘，皆治水饮，通过甘辛化苦，使得泻肾之甘转化为补肾之苦。如此可使全方补泻兼施，且以补为主，适合复杂五脏虚证的治疗，实乃中药组方配伍之精华也。

独活寄生汤

此方源自《备急千金要方》，为祛风湿代表方。

组成： 独活三两（辛苦），桑寄生（苦）、杜仲（苦）、牛膝（苦甘）、细辛（辛）、秦艽（苦辛）、茯苓（甘）、桂心（辛）、防风（辛）、川芎（辛）、人参（甘）、甘草（甘）、当归（辛）、芍药（酸）、干地黄（苦）各二两。

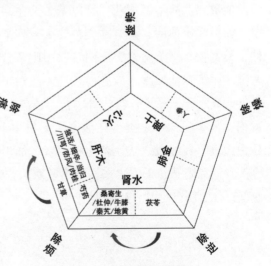

图109　独活寄生汤图解

配伍结构： 六辛五苦三甘一酸。

功能主治： 补肝补肾为主，祛风湿，止痹痛，益气血，用于肝肾两虚之风寒湿痹证，症见腰膝疼痛、肢节屈伸不利，或麻木不仁、畏寒喜温、心悸头晕、气短乏力、汗出，舌淡苔薄，脉弱或沉。现常用于风湿性关节炎、骨质增生、坐骨神经痛、腰椎间盘突出等病见上述证候者。

方解： 肾主骨，腰为肾之府，肝主筋，膝为筋之府，风寒侵袭所致腰膝疼痛、肢体屈伸不利和麻木不仁诸症，皆属于肝肾。肝木不升则阳气虚，阳气虚则风寒易感、畏寒喜温，治当补肝疏风温阳。肾虚则腰腿痛，肾实则腹满小便不利，故风寒湿痹诸症，当以肾虚为主，治当补肾。《辅行诀》曰："肝德在散，以辛补之，以酸泻之，以甘缓之。肾德在坚，以苦补之，以甘泻之，以咸润之。"故补肝肾当以辛苦为主。独活寄生汤以辛苦兼有之独活为主，辛则祛风散寒，苦则胜湿蠲痹；同时，以桑寄生、杜仲、牛膝、秦艽与地黄之苦，补益肝肾，强壮筋骨，祛风除湿，增强独活补肾之力；以细辛、桂心、防风、当归与川芎之辛，祛风散寒，行气活血，温经通络，增强独活补肝之力；以甘草之甘，缓肝止痛，以茯苓之甘，泻肾利湿；以芍药之酸配甘草之甘，柔肝养血，缓急止痛。另外，以人参与甘草之甘，略兼补脾益气之力。诸药联用，以补肝补肾为主，补泻兼施，以奏补肝肾、祛风湿、止痹痛之效。（图109）

阐发： 筋骨痹病之治，皆在肝肾，辛补肝能祛风，苦补肾能壮骨，两者皆温能散寒。故治痹之药，皆以辛苦为主，要么辛多苦少，以补肝祛风寒为主，如羌活、独活、秦艽之类；要么苦多辛少，以补肾强健祛湿为主，如杜仲、桑寄生、淫羊藿之类。两者联用则辛苦同用，肝肾同补。同时，脾喜燥恶湿，而苦味能燥脾，故亦能祛湿。故对于风湿热痹证，亦以辛苦为主，只不过此处之苦，除了补肾壮骨之苦，还需泻心清热又燥脾祛湿之苦，即黄芩、黄柏、苦参与知母之类。独活寄生汤方用十五味药，辛苦为主，酸甘为辅，是为大方。其加减之法，若疼痛甚者，加川乌、草乌之辛，温阳止痛；若寒冷甚者，加附子、干姜之辛，温中散寒；若湿气盛者，则加苍术、苦参之苦，或薏苡仁、防己之甘，以燥湿利湿。

九味羌活汤

此方源自《此事难知》，为解表祛湿代表方。

组成： 羌活（辛苦）、防风（辛）、苍术（苦）各9g，细辛（辛）、川芎（辛）、白芷（辛）、生地黄（苦）、黄芩（苦）各6g，甘草（甘）3g。

配伍结构： 五辛三苦一甘。

功能主治： 补肝补肾为主，兼泻心、发汗、祛湿、清热，用于肝肾两虚兼有心实之外感风寒湿、内有蕴热证，症见发热恶寒、无汗、头痛项强、肢体酸楚疼痛、口苦微渴、舌苔黄白夹杂或腻、脉浮。现常用于感冒、流行性感冒、风湿性关节炎、神经性头痛等病见上述证候者。

方解： 肝木主风，肾水主寒；肝木主筋，肾水主骨，故风寒侵袭人体所见头痛发热、筋骨疼痛、头项强痛诸症，当属风寒外感，当治以补肝解表合并补肾祛寒。《辅行诀》曰："肝德在散，以辛补之，以酸泻之，以甘缓之；肾德在坚，以苦补之，以甘泻之，以咸润之。"故补肝合并补肾，当以辛苦同用。九味羌活汤以辛苦兼有之羌活为君，辛以疏风解表，苦以燥湿散寒，辛苦同用则风寒湿俱除；辅以防风、细辛、川芎与白芷之辛，解表疏风、温阳散寒。口苦微渴舌苔黄，略有心实，当以苦味泻心。故再配以苍术、生地黄与黄芩之苦，寒热并用，既能补肾散寒，又能燥脾祛湿，还能泻心清热；佐以甘草，补中缓急止痛。诸药联用，以奏解表祛湿兼有清热之功。（图110）

阐发： 九味羌活丸之功，全在于苦味药。从"汤液经法图"角度看，苦味燥脾能祛湿，苦味补肾能养阴，苦味泻心能清热。苦味与辛味相合，一则泻脾燥脾，祛痰化湿；二则补肝泻心，辛凉解表；三则补肾补肝，温阳散寒，此三者在九味羌活丸

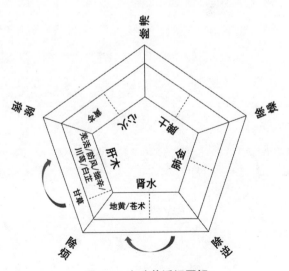

图110 九味羌活汤图解

中均有体现。例如，羌活为辛苦兼有之药，既能解表温阳，亦能燥脾祛湿；而苍术长于燥脾祛湿升阳，生地黄长于补肾滋阴，黄芩则长于泻心清热加燥脾祛湿。明乎此理，则九味羌活汤之加减，全在于苦，热象重则加苦，热象轻则减苦，此为黄连黄柏栀子之苦；湿邪重则加苦，湿邪轻则减苦，此为羌活独活白术之苦。

龟鹿二仙胶

此方源自《医方考》，为阴阳双补代表方。

组成：枸杞子三十两（苦甘），鹿角十斤（辛咸），龟板五斤（苦咸），人参十五两（甘）。

配伍结构：二苦一辛一甘。

功能主治：补肝补肾，兼有补脾，益气壮阳，滋阴填精，用于肝脾肾俱虚之阴阳俱虚证，症见全身瘦弱、遗精阳痿、经血虚少、两目昏花、腰膝酸软、头晕目眩，舌红少苔，脉细弱。现常用于肺结核、骨结核、内分泌失调、神经衰弱等病见上述证候者。

方解：肾主骨生髓，肾主生殖，肾虚则不能固藏温养，故见腰膝酸软、男子遗精阳痿、女子经血虚少。肝主升阳，肝开窍于目，肝虚则清阳不升，故见两目昏花和头晕目眩。脾主四肢，脾主运化，脾虚则气血不足，全身瘦弱。

《辅行诀》曰："肾德在坚，以苦补之，以甘泻之，以咸润之。肝德在散，以辛补之，以酸泻之，以甘缓之。脾德在缓，以甘补之，以辛泻之，以苦燥之。"故肝虚肾虚合并脾虚之证，当以辛苦甘同用。龟鹿二仙胶以龟甲之苦，补肾坚阴，填精补髓；以鹿角之辛，温肾壮阳，益精补血；以人参之甘，补脾益气，生津安神；以枸杞之苦，滋补

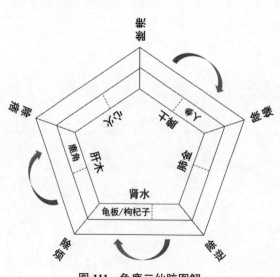

图 111　龟鹿二仙胶图解

肝肾，益精明目。诸药合用，以奏阴阳双补，益精填髓之效。（图 111）

阐发：鹿角辛咸，补肾温阳，龟甲苦咸，补肾滋阴，两者皆为动物之品，味咸入肾，味厚力强，非桂枝、地黄等草木之类可比也。龟鹿二仙胶以鹿角与龟甲为主药，一个升阳填精，一个滋阴填精，以成阴阳双补之效。方中鹿角量大，两倍于龟甲，而枸杞人参均量小，故阴阳双补之中，补阳之力强于滋阴之力，用于阴阳两虚证以阳虚为主者尤宜。若患者以阴虚为主，则可增加龟甲用量至鹿角等量或更大，或增加生地黄、知母、玄参、牛膝之苦，滋阴补肾，以成左归丸类方也。又曰：肺金主降，滋阴当补肺，补肺应用酸，故龟鹿二仙胶之配伍，亦可加酸味五味、麦冬与山茱萸之类。同时，从"汤液经法图"角度看，原方中鹿角与龟甲兼有咸味，枸杞子为苦，而咸苦化酸可补肺滋阴也。故虽无酸味之药，亦可有酸味之用也。

2. 以泻为主方

龙胆泻肝汤

本方出自《医方集解》，为清肝胆实火代表方。

组成：龙胆草 10g（苦），栀子 12g（苦），黄芩 9g（苦），泽泻 10g（咸），车前子 10g(甘)，木通 6g(甘苦)，生地黄 6g（苦），当归 10g（辛），柴胡 6g（辛酸），生甘草 6g（甘）。

配伍结构：四苦三甘二辛一咸，或三苦三甘二酸二辛（咸苦化酸）。

功能主治：泻心泻肾兼有泻肝，用于心、肝、肾三脏皆实，如肝胆实火证，症见胁痛、头痛、目赤、目肿、

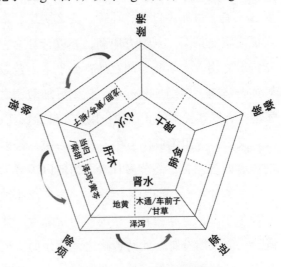

图 112 龙胆泻肝汤图解

口苦、耳肿、耳聋、舌红、苔黄或腻，脉弦数有力；又如肝经湿热下注证，症见阴肿、阴痒、阴汗、阴痿，女子带下色黄臭秽，小便淋浊。现常用于急性泌尿系感染、病毒性肝炎、急性胆囊炎、急性结膜炎、急性盆腔炎、前列腺炎、湿疹、淋巴结炎等病见上述证候者。

方解：心主火热，心实则邪热熏蒸于上，面赤口苦，舌红生疮，目肿耳聋。肝主升阳，肝实则胁痛头痛，目赤目肿。肾主水液，肾实则腹满，带下黄臭，小便赤少，阴肿阴痒。故肝胆实火与肝经湿热下注诸症，当以心实、肝实合并肾实为要。《辅行诀》曰："心德在耎，以咸补之，以苦泻之，以酸收之；肝德在散，以辛补之，以酸泻之，以甘缓之；肾德在坚，以苦补之，以甘泻之，以咸润之。"故心、肝、肾三脏皆实之证，当以苦酸甘为主。龙胆泻肝汤以苦味药与甘味药为主，以龙胆草、栀子与黄芩之苦，泻心解毒，清三焦火热，以生地黄之苦，补肾养阴，清热凉血；以木通、车前子与甘草之甘，辅以泽泻之咸，泻肾利水，清热祛湿；同时，以泽泻之咸与黄芩之苦配伍，一咸一苦，且均可清热定眩，故咸苦化酸，与当归之辛、柴胡之辛酸配伍，泻肝兼有补肝，清热理气，活血解郁。诸药联用，以泻心泻肾泻肝为主，泻中有补，以奏清肝胆实火、泻下焦湿热之功。（图112）

阐发：从"汤液经法图"看，龙胆泻肝汤虽以"泻肝"为名，却少酸味泻肝之药，而主治之证，全以心实证之心火上炎与肾实证之湿热下注为主，要么头痛、目赤、口苦、耳聋，要么阴痒、带下色黄、小便淋浊，而少见肝实证之腹痛拘挛。其组方用药，亦以苦甘为主，四苦泻心，三甘泻肾，而酸味泻肝之用，除辛酸柴胡之外，似乎全由苦咸化酸而成。故其加减配伍，一则加苦清热，二则加甘利水，三则可加酸寒之品，白芍、麦冬、石膏与五味子之类，既增强柔筋止痛的作用，又解除燥药伤阴之痹。

又曰：龙胆泻肝汤方中有四苦一咸，苦多咸少，故其泻心可解，但方中同样有四苦三甘，是苦多甘少，为何以泻肾为主，无非补肾为主？答：苦咸皆有，苦甘皆有，即为补泻兼施之方，而非纯补纯泻之方，言其泻心，是泻心为主之意，言其泻肾，是泻肾为主之意，并非不能补心补肾。同时，苦味既能泻心又能补肾，此乃苦味之理论作用，至于具体药物，则各有各的功效特点。地黄滋阴清热，故地黄之苦，既能补肾亦可泻心；而黄芩、栀子与龙胆草之类，清热燥湿，此乃泻心燥脾之效，而非补肾之功。故全方虽为四苦三甘，但若以肾水之补泻功用论，实为一苦三甘，此非泻肾乎？

3. 补泻兼施方

桂枝茯苓丸

此方源自《金匮要略》，为活血消癥代表方。

组成：桂枝（辛）、茯苓（甘）、牡丹皮（苦）、芍药（酸）、桃仁（辛）各等分。

配伍结构：二辛一甘一酸一苦。

功能主治：补肝调肾，活血消癥，用于肝虚肾实之胞宫癥积证，症见经水漏下不止，血色紫黑晦暗，或月经不调，或一月再至，或经水不行，或少腹痞块、按之坚硬有物，或胎动不安，舌紫暗或边有瘀斑，脉沉或涩。现常用于子宫肌瘤、宫外孕、卵巢囊肿、子宫内膜异位症、慢性盆腔炎、肿瘤等病见上述证候者。

方解：肝藏血，主气机升降，肾藏精，主水液代谢，肝肾失常则月经不调、经水不利。肝虚则气机不升、血滞不运，肝实则胁痛腹痛、迫急无奈，故经血紫暗、少腹痞满诸症，当以虚实夹杂、肝虚为主。肾虚则虚热骨蒸，肾实则腹满下血，故经水漏下，或经水不行诸症，当以虚实夹杂、肾实为主。《辅行诀》曰："肝德在散，以辛补之，以酸泻之，以甘缓之；肾德在坚，以苦补之，以甘泻之，以咸润之。"故肝虚合并肾实证，当以辛甘为主，酸苦为辅。

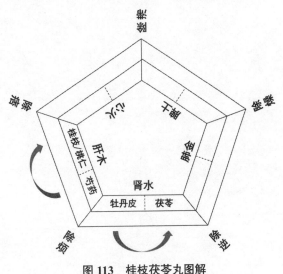

图 113 桂枝茯苓丸图解

桂枝茯苓丸以桂枝与桃仁之辛，补肝温经，活血行气；以芍药之酸，柔肝缓急；以牡丹皮之苦，补肾凉血；以茯苓之甘，泻肾利水；以桃仁与芍药配伍，一辛一酸，且均可活血，故辛酸化甘，养血通经；诸药联用，寒热并用，补泻兼施，共奏活血化瘀、通经散结之功。（图113）

　　阐发：桂枝茯苓丸以五味药组方，二辛一酸一甘一苦，从肝木看，辛多酸少，且方中无咸味药，无辛味与酸味之间的化合转化，故其治肝之效，以补肝为主，泻肝为辅，补泻兼施。从肾水看，一苦一甘，似乎等效，但辛味药桂枝、桃仁与酸味药芍药配伍，可辛酸化甘，增强泻肾之力；且以蜂蜜成丸，而蜂蜜有甘味，能缓急止痛，故暂定以味甘泻肾为主，用于肾实证之少腹癥块与经水漏下。

五苓散

　　此方源自《伤寒论》，为利水渗湿温阳代表方。

　　组成：猪苓十八铢（甘），泽泻一两六铢（咸），白术十八铢（苦），茯苓十八铢（甘），桂枝半两（辛）。

　　配伍结构：二甘一辛一咸一苦。

　　功能主治：泻肾补肝，利水渗湿，温阳化气，用于肾实肝虚之膀胱蓄水证，症见心下痞满，小便不利，上吐下泻，或烦渴欲饮，或脐下悸动，或头晕目眩，或发热恶寒汗出，苔薄略黄，脉沉。现常用于急性肠胃炎、慢性胰腺炎、脂肪肝、小儿消化不良、肾病综合征等病见上述证候者。

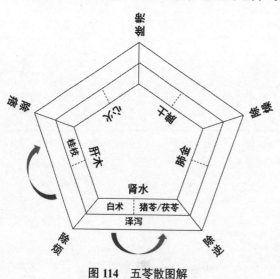

图114　五苓散图解

　　方解：肾主水液，主二便，故水饮停滞所见水肿、小便不利诸症，当以肾实证为主，法当泻肾。肝主升阳，主疏泄，故水湿阻滞气机所见头晕目眩、脐下悸动、发热汗出诸症，当以肝虚证为主，法当补肝。脾主运化，属太阴湿土，故水饮停滞中焦所见呕吐下利、心下痞满诸症，当以脾土虚实夹杂为主，法当补泻兼施。《辅行诀》曰："肾德在坚，以苦补之，以甘泻之，以咸润之；肝德在散，以辛补之，以酸泻之，以甘缓之；脾德在缓，以甘补之，以辛泻之，以苦燥之。"故上述复杂病证，当以辛甘为主治之。五苓散以辛味药桂枝，补肝泻脾，温阳化气，祛湿除满；以甘味药茯苓与猪苓，泻肾补脾，利水渗湿，兼有健脾；以苦味药白术，燥脾祛湿，以咸味药泽泻，利水渗湿，配合甘味药完成泻肾利水、补泻兼施之功。诸药联用，辛甘补肝，甘苦咸泻肾，甘辛苦调脾，共奏利水温阳解表之功。（图114）

阐发： 有观点认为，五苓散之"五"，当为养阴生津之酸味药五味子，如此才符合仲景经方命名之理，才可符合五苓散治疗烦渴之用。从"汤液经法图"角度看，五苓散之苦味白术、甘味茯苓与猪苓、咸味泽泻均入肾治肾，唯独辛味药桂枝入肝补肝，有离群之嫌。如果加入酸味五味子，则辛味药桂枝与酸味药五味子配伍，既可保持原有温阳化气与生津止渴之效，且一辛一酸，又均能用于水气病，故辛酸化甘，增强泻肾利水之功。治肾方中加治肝药，属于母子同治，符合仲景经方配伍之枢要，故以为有理。

防己黄芪汤

此方源自《伤寒论》，是常用的利水渗湿剂。

组成： 防己（辛甘）一两，甘草（甘）半两，白术（苦）七钱半，黄芪（甘辛）一两一分，生姜（辛）四片，大枣（甘）一枚。

配伍结构： 三甘二辛一苦。

功能主治： 补肝泻肾，益气祛风，利水。主治肝虚

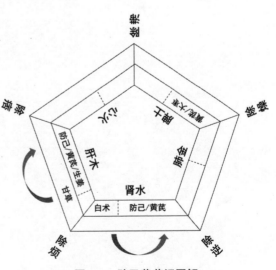

图115 防己黄芪汤图解

肾实之风水，症见汗出恶风，身重，小便不利，舌淡苔白，脉浮着。

方解： 肾实则腹满，泾溲不利，肝虚则汗出，防己黄芪汤主治卫表不固之风水水肿，其主症为水湿停聚于肌表，而见腹满、水肿，小便不利等，属肾实证，而其病因在于表虚不固，故兼有汗出、肌肉酸痛等表现，亦属肝虚证。《辅行诀》曰："肾德在坚，以苦补之，以甘泻之，以咸润之；肝德在散，以辛补之，以酸泻之，以甘缓之。"防己黄芪汤用辛甘之防己，祛风行水消肿，配合甘辛之黄芪，益气固表利水，明确泻肾补肝为主的方义；配合苦味白术，健脾燥湿，辛味生姜，解表散邪，再以甘味甘草、大枣调和药性，顾护脾胃正气。诸药配伍，共奏益气固表，散邪祛风，通利水道之功。（图115）

阐发： 本方以甘味为主，兼有辛、苦之味，除泻肾、补肝之用外，亦有兼顾脾土之义，脾主水湿运化，防己黄芪汤用黄芪、白术、甘草等健脾燥湿，补泻兼施。防己黄芪汤去白术、姜、枣，加桂枝、茯苓则为防己茯苓汤，呈"三甘二辛"结构，为治皮水之方。二者区别在于，防己黄芪汤以表证更盛，用生姜解表散邪，为防辛散、甘泻之攻伐太过，故用白术、黄芪等兼顾脾土；而防己茯苓汤以阳虚为其本因，且四肢肿胀，水湿停聚更甚，故易白术为茯苓而加强利水祛湿，易生姜为桂枝而加强温阳行水，方义微变而功效亦有所区别。

橘核丸

此方源自《济生方》，为男科病癞疝所设。

组成： 橘核（辛酸）、川楝子（辛）、桃仁（辛）、厚朴（辛咸）、延胡索（辛）、桂心（辛）、木香（辛）、枳实（酸辛）、海藻（咸）、昆布（咸）、木通（甘苦）各半两。

配伍结构： 七辛一甘一酸二咸。

功能主治： 补肝润肾，

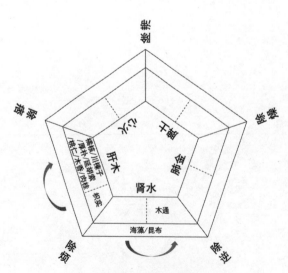

图 116　橘核丸图解

行气散肝软坚。用于肝虚肾实之寒湿型癫疝，症见睾丸肿胀偏坠，或坚硬如石，或痛引脐腹，甚则阴囊肿大，时出黄水，或成痈溃烂。

方解：肝藏血，肝脉抵少腹，绕阴器，肝虚则气血瘀滞。肾主生殖，属下焦，肾实则少腹胀满，小便赤少。故气血郁滞而致睾丸肿胀疼痛，或见黄水淋漓之症，当属肝虚合并肾实。肝虚则应以辛味药补之，以成行气活血，化瘀散结之功。橘核丸以七味辛味药补肝为主，橘核行气散结，川楝子行气止痛，厚朴下气除湿，延胡索活血止痛，桃仁行气活血，木香行气止痛，肉桂散寒行气。配以酸味枳实，行气破坚；甘味木通，渗湿利水；咸味海藻、昆布，润肾软坚，散结止痛。诸药合用，补肝润肾，行气活血止痛，软坚散结除湿，则睾丸肿胀坚硬诸症自行缓解。（图116）

阐发：汪昂认为"此病证虽见乎肾，病实本于肝"，从"汤液经法图"角度看，本病以肝虚为主，以辛味为主加减即可。若寒甚见阴部冷痛者，可酌加辛温小茴香，吴茱萸散寒止通；若血瘀结滞见瘀肿严重者，可酌加辛味三棱、莪术祛瘀止痛。本方以温热性药为主，无苦味药，行气散寒之力强，清热之力弱，故适用于寒湿型癫疝。若遇下焦湿热型癫疝，症见下焦湿痒、红肿热痛，则须增苦味泻心燥脾之药，以清热祛湿。

大定风珠

此方源自《温病条辨》，为治疗温病日久，热伤真阴以现肝风内动之方。

组成：生白芍六钱（酸），阿胶三钱（甘），生龟板四钱（苦咸），干地黄六钱（苦），麻仁二钱（甘咸），五味子二钱（酸），生牡蛎四钱（咸），麦冬六钱（酸），炙甘草四钱（甘），鸡子黄二枚（咸甘），鳖甲四钱（咸）。

配伍结构：三酸二苦三

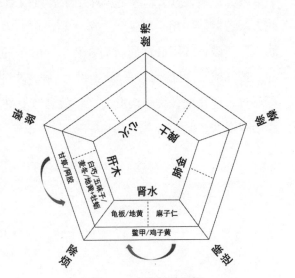

图117 大定风珠图解

甘三咸。

功能主治： 泻肝补肾，滋阴柔肝，息风止痉。用于肾虚肝实之阴虚生风证，症见手足挛急、筋脉拘急、手足瘛疭、神疲倦怠、舌红少苔等。现常用于末梢神经炎、肌肉紧张综合征、帕金森病等。

方解： 肝主筋，其华在爪。诸风掉眩，皆属于肝。手足挛急与筋脉拘急之病，当责之于肝。肝属木属阳，肾属水属阴，阴虚则阳亢，阳亢则瘛疭不用，故此类病证当属"水不涵木"之肾虚肝实。肝实应泻之，肾虚应补之。《辅行诀》曰："肝德在散，以辛补之，酸泻之，甘缓之；肾德在坚，以苦补之，以甘泻之，以咸润之。"肝实合并肾虚之证，应以酸苦为主，用酸泻肝，用苦补肾。大定风珠之组方，一方面，以酸为主，以甘为辅，泻肝缓肝止痉。其中，白芍酸平泻肝，柔肝舒筋；五味子与麦冬味酸，泻肝补肺，养阴生津清余热；阿胶甘草味甘，滋阴养血，缓急柔筋。另一方面，以苦为主，以甘咸为辅，补肾润肾养阴。其中，龟甲味苦，滋阴潜阳，益肾养血；地黄味苦，补肾滋阴，凉血生津；麻子仁甘咸，利水通便；牡蛎、鳖甲与鸡子黄味咸润肾，滋阴软坚安神。同时，地黄与牡蛎配伍，一苦一咸，且均可用于虚热惊痫，故咸苦化酸，以增强泻肝之力。诸药同用，攻补兼施，共奏补肾泻肝，滋阴柔筋之效。（图117）

阐发： 顾名思义，大定风珠用于肝风内动，其治在肝。治肝当用辛酸甘，此方酸苦甘咸同用，唯独无一辛味药，可知为泻肝之用。又因此风乃"水不涵木"所致，故泻肝木同时当补肾水，酸苦并用。此方用药结构为"三酸三甘二苦三咸"，可拆为"三酸二甘"泻肝，与"二苦一甘三咸"补肾；同时亦可通过苦咸化酸，增强泻肝之力，故补肾意在泻肝，用于肝实证之手足挛急和筋脉瘛疭。

医方图解——以『汤液经法图』解读方剂配伍之秘

十、心火脾土共治方八首

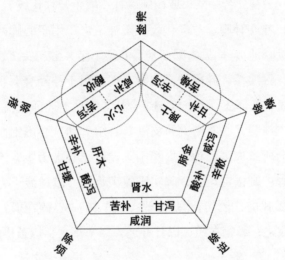

图 118　"汤液经法图"中心火脾土共治方的定位

心德在奐。以咸补之，苦泻之；心苦缓，急食酸以收之。

脾德在缓。以甘补之，辛泻之；脾苦湿，急食苦以燥之。

——《辅行诀五脏用药法要》

1. 以补为主方

安神定志丸

此方源自《医学心悟》，为安神定志代表方。

组成： 人参一两（甘），茯苓一两（甘），茯神一两（甘），远志一两（苦），石菖蒲五钱（苦辛），龙齿五钱（酸）。

配伍结构： 三甘二苦一酸，或四咸一甘一酸（苦甘化咸）。

功能主治： 补心补脾，益气化痰、安神定志，用于心脾两虚之不寐（心气虚弱、痰热扰心证），症见失眠多梦、心烦不宁、健忘头沉、易惊、神疲乏力、面色不荣，舌质淡，脉虚弱或沉滑。现常用于神经衰弱、心律不齐、心动过速、焦虑症、抑郁症、围绝经期综合征等病见上述证候者。

方解： 心主神明，心实则胸胁支满、心中大动，心虚则血气少、善悲易惊。故心气虚弱所致失眠易惊、虚烦不宁，皆以心虚为主，治当补心。脾主中焦司运化，脾虚则倦怠乏力，脾实则腹满飧泻。故神疲乏力、健忘与面色不荣诸症，当属脾虚，治当补脾。《辅行诀》曰："心德在耎，以咸补之，以苦泻之，以酸收之；脾德在缓，以甘补之，以辛泻之，以苦燥之。"故心虚合并脾虚之证，当以甘咸治之。

安神定志丸以人参、茯神与茯苓之甘，补脾益气，安神祛湿；以远志与石菖蒲之苦，化湿开胃，醒神益智；以龙齿之酸，收敛心神，重镇安神。同时，苦味远志、石菖蒲与甘味人参、茯神配伍，二苦二甘，且均可安神，故苦甘化咸补心，一则补心气，一则安心神。诸药联用，共

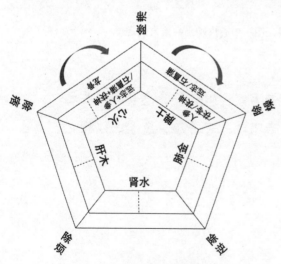

图 119 安神定志丸图解

医方图解——以『汤液经法图』解读方剂配伍之秘

奏益气化湿、安神定志之效。（图 119）

阐发：安神定志丸之妙，其一在于心脾同治，脾土乃心火之子，子能令母实，故补脾有益于补心，补心则能安神定志；其二在于苦甘配伍，苦味化湿醒神药与甘味益气安神药联用，苦甘化咸，以咸味补心安神。纵观心病治疗诸方，其补心之用，往往由具有安神功效的苦味药和甘味药配伍，苦甘化咸而成，如人参、茯苓配远志、菖蒲，是苦甘化咸，可用于气虚痰湿所致虚烦易惊；又如鸡子黄、阿胶配黄连、黄芩，也是苦甘化咸，可用于阴虚火旺所致虚烦不眠；再如地黄、首乌配龙眼、甘草，还是苦甘化咸，可用于血虚肾虚所致心烦心悸等。

牡蛎散

此方源自《太平惠民和剂局方》，为固表止汗代表方。

组成：黄芪（辛甘）、麻黄根（辛）、牡蛎（咸）各一两，小麦百余粒（甘）。

配伍结构：一甘一咸二辛。

功能主治：补肝补心兼有补脾，益气固表，敛阴止汗，用于心肝两虚兼有脾虚之汗出惊悸，症见自汗出、夜卧尤甚、日久不止，心悸惊惕、短气疲倦，舌淡，脉细弱。现常用于神经衰弱、内分泌紊乱、心动过速等病见上述证候者。

方解：阳加于阴谓之汗，自汗多阳虚，盗汗多阴虚。肝木主升阳，肺金主收阴，故汗证多治肝肺，肝虚多自汗，肺虚多盗汗。心主神明，心悸惊惕，多为心虚。脾主运化，短气疲倦，多为脾虚。故大汗出伴有心悸、疲倦诸症，当属肝虚合并心虚脾虚。《辅行诀》曰："肝德在散，以辛补之，以酸泻之，以甘

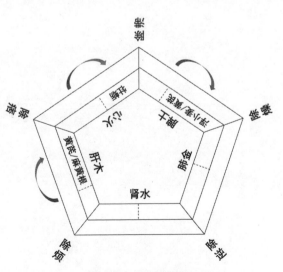

图 120　牡蛎散图解

缓之；心德在耎，以咸补之，以苦泻之，以酸收之；脾德在缓，以甘补之，以辛泻之，以苦燥之。"故肝、心、脾三脏之虚，当以辛、咸、甘配伍治之。牡蛎散以辛味黄芪与麻黄根为主，补肝升阳，固表止汗；以咸味药牡蛎为辅，补心安神，敛阴定悸；以甘味黄芪与小麦为辅，补脾益气，除倦止汗。诸药联用，以奏益气固表止汗之效。（图120）

阐发： 汗证宜敛，而辛散酸敛，故治汗证应以酸收为主，为何牡蛎散无一酸味药？其实，汗证该用敛，但应是有散有敛。桂枝汤治汗出发热，桂枝、生姜辛，芍药酸，辛多酸少。麻杏石甘汤治汗出而喘，麻黄四两，石膏半斤，酸多辛少。小补肝汤治头晕汗出，辛多酸少；小补肺汤治烦热汗出，酸多辛少。故汗证之治，不离辛酸，阳虚则辛多，阴虚则酸多，所有治汗之方皆当如此。牡蛎散不纯治汗，还治心悸疲倦诸症，是肝心脾共治。此方以辛味为主，当治阳虚之汗，而不宜治阴虚之汗。其加减之法，气虚则加甘苦，人参、白术之类；心虚则加咸酸，龟甲、龙骨之类；内热则加辛咸，青蒿、知母之类；血虚亦加辛咸，当归、鸡子黄之类。

 2. 以泻为主方

瓜蒂散

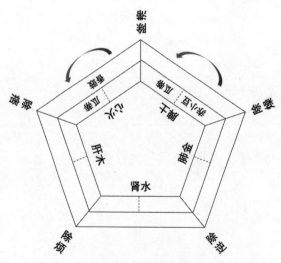

图121 瓜蒂散图解

此方源自《伤寒论》，为涌吐代表方。

组成： 瓜蒂一分（苦辛），赤小豆一分（甘苦），香豉一合（辛酸）。

配伍结构： 一苦一辛一甘。

功能主治： 泻心泻脾，涌吐痰食毒物，用于心脾两实之痰阻胸脘证，症见胸中痞硬、气上冲喉咽不得息、心胸烦闷不安，欲吐不出，舌淡，苔腻或厚，脉微浮或弦迟。现常用于精神分裂症、抑郁症、癫痫、中毒、传染性肝炎等病见上述证候者。

方解： 胸乃心之府，脘乃脾之位，故痰阻胸脘，当治在心脾。胸中痞硬、痰食瘀阻、烦闷不安，当以心实合并脾实论治，应泻心泻脾。《辅行诀》曰："心德在耎，以咸补之，以苦泻之，以酸收之；脾德在缓，以甘补之，以辛泻之，以苦燥之。"故泻心泻脾当以苦辛为主，甘酸为辅。瓜蒂散以极善涌吐之苦辛兼有之瓜蒂为主，一则泻心除痞，二则泻脾祛痰；以赤小豆之甘苦，一则燥湿除满，二则缓解瓜蒂涌吐之性；以香豉之辛酸，一则宣畅气机，二则除烦解郁。诸药同用，心脾同治，以奏涌吐痰食、除满除痞之功。（图121）

阐发： 瓜蒂散之治，主要在脾胃，甘补脾，辛泻脾，苦燥脾，故"一甘一辛一苦"，恰好构成调脾治脾之意。但久病传变，子病及母，故痰食阻于脾胃，上逆犯心火，故见胸脘痞满、烦闷不安诸症。治脾之苦，恰能泻心，加之香豉本就兼有酸味，酸能收心，故瓜蒂散之方，亦可治心泻心。瓜蒂散之加减，亦不离辛甘苦。例如，以半夏、陈皮之辛，增强行气祛痰之力；以党参、甘草之甘，增强益气补虚之力；以黄连、竹茹之苦，增强燥脾祛痰清热之力。

小陷胸汤

此方源自《伤寒论》，为治胸脘痰热证代表方。

组成： 黄连一两（苦），半夏半升（辛咸），瓜蒌实一枚（甘）。

配伍结构： 一辛一苦一甘。

功能主治： 泻脾泻心，清热涤痰。用于心脾两实之胸脘痰热证，症见心下痞满、按之则痛、胸中烦热或咳痰黄稠，舌红苔黄腻等。现常用于急慢性胃炎、急慢性胆

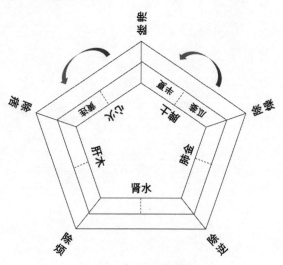

图122　小陷胸汤图解

囊炎、慢性胰腺炎、慢性支气管炎等疾病见上述证候者。

方解：心病者，胸胁支满；脾病者，腹满飧泄。故心下痞满、胸中满痛诸症，病位当属心火脾土，病性当以实为主，病邪当属痰湿为主。《辅行诀》曰："脾土在缓，以甘补之，以辛泻之，以苦燥之。心德在耎，以咸补之，以苦泻之，以酸收之。"小陷胸汤以辛味药半夏为主，醒脾降逆、燥湿化痰；以苦味黄连泻火除烦、清热燥湿，以甘味药瓜蒌补脾祛湿、宽胸散结，诸药联用，寒热并用，以奏辛苦除痞之功。同时，苦味黄连和甘味瓜蒌配伍，一苦一甘，且均能清热祛湿，故苦甘化咸泻肺，再加上半夏辛能散肺，咸辛成方，亦可用于泻肺平喘，故小陷胸汤亦能用于咳嗽有痰、咳痰黄稠。（图122）

阐发：小陷胸汤证，又名胸脘痰热证，一则考虑心肺，二则考虑脾胃，三则心脾共病。从"汤液经法图"上看，心脾同治之方，或补心补脾，或泻心泻脾，或补心泻脾。补心补脾用于心脾两虚，当有乏力、心慌等气血两虚表现；泻心泻脾用于心脾两实，当有胸痛、出血等血热妄行表现。回顾小陷胸汤之治，既有实性痰湿，又有实性满痛，当为心实合并脾实，应泻心泻脾。加减之法，若胸脘疼痛明显，则加辛味泻脾药，如柴胡、川楝子、郁金等；若痰结明显，则加咸味泻肺药，如贝母、旋覆花等。

温胆汤

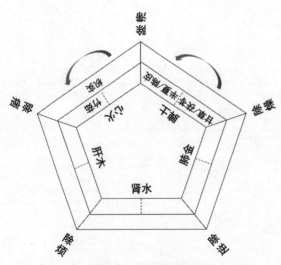

图 123　温胆汤图解

本方源自《三因极一病证方论》，为清胆和胃代表方。

组成：半夏（辛咸）、竹茹（苦）、枳实（酸辛）各二两，橘皮三两（辛酸），甘草一两（甘），白茯苓一两半（甘）。

配伍结构：二辛一苦一酸二甘。

功能主治：泻脾泻心，

理气化痰和胃，用于心脾两实之胆胃不和、痰热内扰证，症见胆怯易惊、虚烦不宁、失眠多梦、呕吐呃逆或癫痫，苔腻，脉滑。现常用于慢性肠胃炎、慢性支气管炎、梅尼埃病、神经衰弱、高血压、高脂血症等病见上述证候者。

方解： 心主火热，心主神明，心虚则血气虚少，心实则烦热面赤，故痰热上扰之烦热失眠诸症，当属于心实。脾主运化，脾主湿土，脾虚则四肢不用，脾实则腹满吐逆，故痰热蕴脾之呕吐苔腻，当属与脾实。肝主决断，肝虚则恐实则怒，故惊悸一证，当从肝心论治。《辅行诀》曰："心德在耎，以咸补之，以苦泻之，以酸收之；脾德在缓，以甘补之，以辛泻之，以苦燥之。"故心实合并脾实证，当以辛苦为主，酸为辅。温胆汤以半夏与橘皮之辛，一则补肝行气，一则泻脾祛痰，化湿和胃；以竹茹之苦，一则泻心清热，一则燥脾化痰，止呕除烦；以甘草与茯苓之甘，一则缓肝止痛，一则补脾祛湿，使得泻中有补，补泻兼施；以枳实之酸，一则泻肝除满，一则收心开痹，化痰消积。诸药联用，肝心脾同治，以泻脾泻心为主，以奏理气化痰，清胆和胃之功。（图123）

阐发： 温胆汤之组方，竹茹与枳实为寒，半夏与橘皮为热，甘草与茯苓为平，其药性当为寒热并用，适用于寒热夹杂或寒热不明显之痰湿证。故其名为"温胆"似乎不妥，其适应证为"痰热内扰"亦不妥，且"温胆"之温热与"清胆和胃"之寒凉本就相反，难以取舍，故以寒热并用观之，更为合适。温胆汤以辛苦为主，其辛为泻脾祛痰湿之辛，其苦为燥脾祛痰湿之苦，其余酸甘之药，皆能祛痰湿，故其功能主治以祛痰湿为主，寒热皆可用之。若内热甚者，则加黄连、栀子之苦，清热泻火；若阴虚者，则加玄参、生地黄之苦，养阴凉血。因全方以泻脾为主，故脾胃虚弱之人不宜使用。

葛根芩连汤

本方源自《伤寒论》，为治协热下利代表方。

组成： 葛根半斤（辛甘），甘草二两（甘），黄芩三两（苦），黄连三两（苦）。

配伍结构： 一辛二苦一甘。

功能主治： 泻脾泻心，清热止利，用于心脾两实之热利，症见身热下利，胸脘烦热，口渴喜饮，喘而汗出，舌红，苔黄，脉数。现常用于急慢性肠炎、溃疡性结肠炎、细菌性痢疾等病见上述证候者。

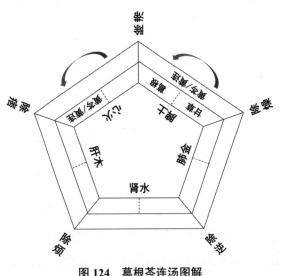

图 124　葛根芩连汤图解

方解： 脾主中焦司运化，脾土病则呕吐下利。脾实证有下利，脾虚证亦有下利，差异在于，脾实则胸腹满闷，脾虚则倦怠乏力。心主火，心实则心烦面赤，心虚则怔忡胸痹。故协热下利、胸脘烦热之证，当属脾实合并心实。《辅行诀》曰："脾德在缓，以甘补之，以辛泻之，以苦燥之；心德在耎，以咸补之，以苦泻之，以酸收之。"故心脾两实证，当以辛苦泻之。葛根芩连汤以辛甘之葛根为主，辛能补肝，解表升阳，辛能泻脾，解毒止泻，而辛甘同用，则泻脾同时补脾，止泻同时生津；配以苦味黄芩、黄连，苦能泻心，清热除烦，苦能燥脾，化湿止泻；辅以甘味甘草，补脾益气，清热解毒，调和诸药。四药共用，以奏解表止泻、清热燥湿之功。（图 124）

阐发： 葛根芩连汤之葛根，味兼甘辛，甘则缓肝止痉，生津益胃，辛则解肌发表，透疹止泻，故其量大力专，治在肝脾，为葛根芩连汤之君。黄芩、黄连之苦，一则祛湿燥脾，二则清热泻心，治在心脾，为葛根芩连汤之臣。配伍联用，则肝脾同治，一则补肝解表，二则泻脾止泻，三则泻心清热。从"汤液经法图"角度看，黄芩之苦与甘草之甘配伍，一苦一甘，且均能用于咳嗽，故苦甘化咸，泻肺止咳清热，故可用于发热咳喘。

3. 补泻兼施方

旋覆代赭汤

此方源自《伤寒论》。

组成： 旋覆花（咸）三两，人参（甘）二两，生姜（辛）五两，代赭石（咸）一两，甘草（甘）三两，半夏（辛）半升，大枣（甘）十二枚。

配伍结构： 二辛二咸三甘。

功能主治： 泻脾补心，降逆化痰，益气和胃。用于脾实合并心虚之心下痞，症见心下痞硬，噫气不除。常用于浅表性胃炎、胃及十二指肠溃疡、神经性呕吐、慢性肝炎、高血压等病见上述证候者。

方解： 脾虚者，必腹满肠鸣，溏泻，食不化，脾实则腹中胀满，干呕。心实者，心胸内痛，胁下支满，心虚则有心中痞满，气结于胸。旋覆代赭汤主治心下痞，病证以气逆胀满为主，病位属心脾相交部位，当属脾实合并心虚证。《辅行诀》曰："脾德在缓，以甘补之，以辛泻之，以苦燥之，心德在耎，以咸补之，以苦泻之，以酸收之。"旋覆代赭汤以咸味旋覆花下气降逆，咸味代赭石重镇降逆，同时用辛味生姜温中化痰、半夏降逆化痰，甘味人参补虚，甘草、大枣和中养胃。诸药联用，共收降逆化痰、益气和胃之效。（图 125）

阐发： 旋覆代赭汤与泻心汤系列处方皆属于治疗心下痞的常用方，旋覆代赭汤可视作去泻心汤系列处方中的苦味药，加咸味药而成，故治疗方向从单纯的泻脾，变为泻脾同时补心，临证应用以胃失和降、噫气上逆为

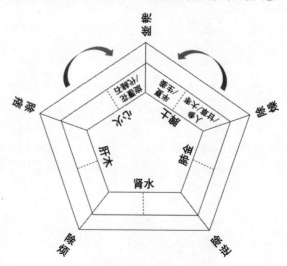

图 125　旋覆代赭汤图解

主治特点。

半夏厚朴汤

此方源自《金匮要略》，为痰瘀互结证之梅核气所设。

组成：半夏一升（辛咸），生姜五两（辛），紫苏叶二两（辛），厚朴三两（咸辛），茯苓四两（甘）。

配伍结构：三辛一甘一咸。

功能主治：补心泻脾，行气散结，降逆化痰，用于心虚脾实之梅核气，症见咽中如有物阻，咯吐不出，吞咽不下，心腹胀满，胸膈满闷，或咳或呕。现作用扩展较广，可用于癔病、抑郁症、顽固性失眠、心悸、怔忡、胸痹等心系疾病；呕恶、噎膈、嘈杂等脾胃病证。

方解：脾实则腹满，干呕，不能食。咽为胃之关，情志不舒，痰气郁结于胃，则嗳气呕恶；痰气阻于咽喉，则咽中如有物阻，吞咽不下。脾病及心，痰气阻于胸膈则满闷不舒，痰气郁结于心下，则见怔忡，此为心虚之病。《辅行诀》曰："脾德在缓，以甘补之，辛泻之，苦燥之。心德在耎，咸补之，苦泻之，酸收之。"半夏厚朴汤以辛味半夏、厚朴泻脾降逆，化痰散结；以辛味生姜，和胃止呕；以辛味苏叶，芳香行气。配以甘味茯苓，补脾助运，渗湿去痰。同时，以厚朴与半夏之咸补心气，消痰开郁，止惊悸。诸药合用，降逆散结，化痰和胃，用于气滞痰郁之梅核气。（图126）

阐发：半夏厚朴汤为经典名方，历代书籍对其应用有很大扩展发挥，已不限于原方记载的"咽中如有炙脔"症状。据统计其主治病证共涉及31种，包括咽喉不适、喘、咳、心腹痛、胀满、惊悸、怔忡、呕恶、鼓胀、噎膈、翻胃、嘈杂、痢疾、霍

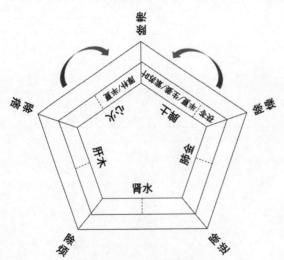

图126 半夏厚朴汤图解

医方图解——以『汤液经法图』解读方剂配伍之秘

乱、遗精、淋浊、带下病、月经不调、恶阻、胎动不安、妊娠下血、厥、癫、狂、眩晕、痫、中风、瘰疬、黄疸、寒热、脚气。治疗病证变化繁多，病位涉及五脏，症状纷繁复杂。但从"汤液经法图"观之，本方组成为"辛甘咸"，辛甘可治脾病肝病，咸辛可治肺病，咸甘可治肾病，辛甘化苦，加咸可治心病。虽仅三种药味，但充分展示了异病同治的逻辑。临床随证可灵活加减，若痰浊较多，可酌加辛味白芥子、莱菔子、苏梗散肺化痰；若痰滞咽喉，咳吐不爽者，可酌加咸味海浮石，泻肺软坚散结；若痰热扰心见心烦失眠者，可酌加苦味栀子、黄芩、连翘清热除烦。若气滞甚者，见胃脘疼痛或胁肋疼痛，可加辛味柴胡、延胡索、香附行气止痛。

十一、心火肺金共治方七首

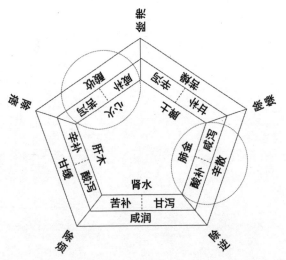

图127 "汤液经法图"中心火肺金共治方的定位

心德在奭。以咸补之，苦泻之；心苦缓，急食酸以收之。

肺德在收。以酸补之，咸泻之；肺苦气上逆，急食辛以散之。

——《辅行诀五脏用药法要》

1. 以补为主方

定心汤

此方源自《医学衷中参西录》，为治心虚怔忡方。

组成： 龙眼肉一两（甘），酸枣仁五钱（酸），山萸肉五钱（酸），柏子仁四钱（辛甘），生龙骨四钱（酸），生牡蛎四钱（咸），生乳香一钱（辛），生没药一钱（辛）。

配伍结构： 三酸一咸三辛一甘。

功能主治： 补心补肺，兼有补脾，养心定惊，用于心肺两虚之怔忡，症见心神不宁，怔忡易惊。

方解： 心主火，主神明。心实则烦热满闷，心虚则血虚惊悸。肺主收，司呼吸，肺虚则内热，内热扰心则心神不宁，肺实则咳喘气逆。故心神不宁合并怔忡惊悸之证，当属心虚合并肺虚。《辅行诀》曰："心德在耎，以咸补之，以苦泻之，以酸收之。肺德在收，以酸补之，以咸泻之，以辛散之。"故心肺两虚之证，当以咸酸为主治之。定心汤以酸枣仁、山萸肉与生龙骨之酸，一则补肺养阴止渴，二则收心安神止烦，三则泻肝收敛定惊；配以咸味牡蛎，补心安神，滋阴潜阳。同时，以辛味柏子仁散肺，助酸枣仁补肺养阴；以甘味龙眼肉补脾，补气养血安神，以辛味乳香、没药补肝，行气活血安神。诸药联用，以奏安神补心、养阴止渴之效。（图128）

阐发：《医学衷中参西录》记载定心汤用于"心虚怔忡"，即指明了此病的病因

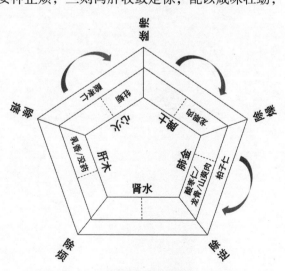

图128　定心汤图解

病机即为心虚。同时又记载"心因热怔忡者，酌加生地数钱"，此为在补心治怔忡的基础上，增加苦味泻心清热之力，以成补泻兼施之效。同时，定心汤亦用甘味龙眼肉补气血，补脾以助补心，此乃《难经》"子能令母实"之意。

2. 以泻为主方

凉膈散

此方源自《太平惠民和剂局方》，为清上泻下代表方。

组成： 川大黄（咸）、朴消（咸）、甘草（甘）各二十两，山栀子仁（苦）、薄荷（辛苦）、黄芩（苦）各十两，连翘（苦）二斤半，竹叶（苦）七分。

配伍结构： 四苦二咸一辛一甘，或六苦二咸（甘辛化苦）。

功能主治： 泻心泻肺，泻火通便，清上泻下，用于心实合肺实之上下二焦热证，症见面赤唇焦、烦躁口渴、胸膈烦热、咽痛吐衄、口舌干燥、大便干结、小便黄赤，舌红苔黄，脉数。现常用于急性胃炎、急性胆囊炎、病毒性肝炎、肠梗阻等病见上述证候者。

方解： 诸热瞀瘛，诸躁狂越，皆属于火。故面赤唇焦、烦躁口渴、咽痛吐衄诸症，舌红脉数诸象，皆属于心火实证，法当泻心。心火烤灼肾水，则见小便黄赤。肺与大肠相表里，肺实则便秘，肺虚则消渴，故大便燥结伴咽痛诸症，当属肺实，法当泻肺。《辅行诀》曰："心德在耎，以咸补之，以苦泻之，以酸收之。肺德在收，以酸补之，以咸泻之，以辛散之。"故心实合并肺实

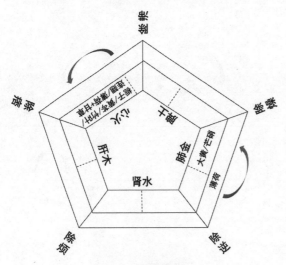

图 129　凉膈散图解

医方图解——以『汤液经法图』解读方剂配伍之秘

之证，当以苦咸泻之。凉膈散以苦味山栀子仁、黄芩、竹叶与连翘相伍，清三焦火热，泻火解毒凉血；以咸味大黄与朴消相伍，通便泻下，通腑泄热；以薄荷辛散，助大黄朴消泻肺；以甘草与薄荷相配，一甘一辛，且均能清热，故甘辛化苦，助栀子、黄芩泻心。诸药联用，共奏清上泻下之功。（图129）

阐发：凉膈散，凉胸膈之火热，胸膈乃心肺之府，故其本质为清心肺之热，心火实热则面赤吐衄，肺热下移大肠则便秘，故以心肺定位最佳，而所谓上中二焦、上下二焦，似乎都不妥。中焦乃脾胃，凉膈散少辛，并不泻脾；下焦乃肾膀胱，凉膈散少甘，亦不泻肾。另外，薄荷辛苦，与咸味大黄联用，咸苦化酸，能泻肝缓急，故凉膈散应有入肝治肝之效，此乃凉膈散另一要义。

咳血方

此方源自《丹溪心法》，为凉血止血代表方。

组成：青黛10g（苦辛），瓜蒌仁12g（甘），海粉10g（咸），山栀子12g（苦），诃子9g（酸）。

配伍结构：二苦一咸一甘一酸，或一苦三咸一酸（苦甘化咸）。

功能主治：泻肺泻心为主，凉血止血，用于心肺两实之肝火犯肺证，症见咳嗽气喘、咳血咳痰、痰稠色黄、痰中带血、心烦易怒、两胁作痛、口燥咽干、颊赤舌红，苔黄，脉弦数。现常用于支气管扩张、肺结核、支气管肺炎等病见上述证候者。

方解：心主火，心主血脉，心虚则血虚惊悸，心实则血热吐衄，故血热所致咳血咯血及心烦胁痛诸症，当以心实证论治。肺主肃降，肺虚则口干咽燥，肺实则咳嗽痰喘，故咳嗽气喘伴有口燥咽干诸症，当以肺虚实夹杂证论治。《辅行诀》曰："心德在耎，以咸补之，以苦泻之，以酸收之；肺德在收，

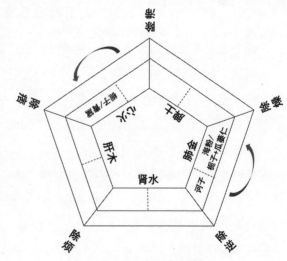

图130　咳血方图解

以酸补之，以咸泻之，以辛散之。"故心实合肺虚夹杂之证，当以苦酸咸为治。咳血方以青黛、栀子之苦，清热解毒，泻火除烦，凉血止血；以海粉之咸配伍诃子之酸，一则泻肺化痰止咳，二则敛肺平喘止咳；以瓜蒌仁之甘，清肺祛痰湿。同时，苦味栀子与甘味瓜蒌配伍，一苦一甘，且均可清热祛湿，故苦甘化咸泻肺，增强清热祛痰之力。诸药配伍，共奏清热止咳，凉血止血之功。（图130）

阐发：咳血方之名，咳为咳嗽痰喘，此乃肺金疾病；血为血热妄行，此乃心火疾病。故其五脏定位，在肺金与心火，为泻肺泻心为主、补泻兼施之剂。既然如此，为何《方剂学》教材认为其主治证为肝火犯肺证呢？从"汤液经法图"角度看，治肝之味，在辛酸甘，辛补肝、酸泻肝而甘缓肝。咳血方之组方，青黛苦中有辛，诃子为酸，而瓜蒌味甘，而海粉与栀子配伍，咸苦化酸，故其药味定位，亦可视为以酸为主、辛甘为辅之方，此乃泻肝之意。但从其功能主治上看，肝实证之筋脉拘挛疼痛表现并非其主要适应证，故本书从肺从心为主，从肝为次也。

3. 补泻兼施方

天王补心丹

此方源自《校注妇人良方》，为养血安神代表方。

组成：酸枣仁（酸）、柏子仁（辛甘）、当归（辛）、天门冬（酸）、麦门冬（酸）各二两，生地黄（苦）四两、人参（甘）、玄参（苦）、丹参（苦辛）、白茯苓（甘）、远志（苦）、五味子（酸）、桔梗（辛苦）各五钱。

配伍结构：四酸四苦三辛二甘。

功能主治：泻心补肺，滋阴养血安神，用于肺虚合并心实之神志不安证，症见心悸失眠、心烦急躁、多梦遗精、头晕健忘、盗汗潮热，或手足心热，口舌生疮，大便干结、小便短赤，舌红少苔，脉细数。现常用于心律失常、神经衰弱、甲状腺功能亢进、围绝经期综合征等病见上述证候者。

方解：心主神明，心主火热，心虚则血气少、怔忡惊悸，心实则吐衄血、舌上生疮。肺主收降，肺虚则阴虚，口燥咽干、大便燥结。故阴虚血少之神志不安诸症，应从心肺论治，当补肺滋阴血，泻心清烦热。《辅行诀》曰："心德在耎，以咸补之，以苦泻之，以酸收之；肺德在收，以酸补之，以咸泻之，以辛散之。"故肺虚合并心实之证，当以酸补肺、苦泻心为主。天王补心丹以酸枣仁、天冬、麦冬与五味

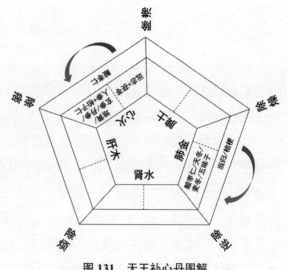

图 131　天王补心丹图解

子之酸，补肺养阴津，敛神止烦热；以地黄、玄参之苦，补肾水、清心火，以丹参与远志之苦，清积热，安心神；以当归与柏子仁之辛，养血润肠通便；以远志之辛苦，宣肺清热祛痰；以人参与茯苓之甘，补气健脾祛湿；同时，甘味药人参与辛味药柏子仁联用，一甘一辛，且均能宁心安神，故甘辛化苦，增强补肾泻心之功；甘味药茯苓与苦味药远志联用，一苦一甘，且均能祛痰安神，故苦甘化咸，另增补心定悸之效。诸药联用，以奏滋补心阴、养血安神之效。（图 131）

　　阐发： 天王补心丹之"补心"，一般以滋补心阴为解，但心主火，应夏季，正是阳气亢盛之脏，为何补心非补阳乎？从"汤液经法图"看，木火属阳，金水属阴，滋阴当补肺金与肾水，当以酸苦为用，而天王补心丹之组方，正以酸苦为主，辛甘为辅；天王补心丹之证，正合烦躁、口干、便干之肺阴虚证。而苦能泻心，酸能收心，酸苦之味，恰为泻心之理。故其"补心"之名，意在治心治虚，但严格论之，其五味配伍之理当为泻心补肺为是。天王补心丹之加减，亦以酸苦为主，如火热证候明显，则加黄连、知母之苦；如大便干结明显，则加枳实之酸，亦可加大黄之咸；如心烦明显，则加石膏、羚羊角之酸，亦可加竹叶之苦。

槐花散

此方源自《普济本事方》，为清肠止血代表方。

组成： 槐花（苦）、侧柏叶（苦）、荆芥穗（辛）、枳壳（酸辛）各等份。

配伍结构： 二苦一酸一辛。

功能主治： 泻心清热，补肺收敛，清肠止血疏风，用于心实肺虚之肠风脏毒证，症见便前出血或便后出血，以及痔疮出血，血色鲜红或晦暗，舌红，苔薄黄，脉数。现常用于痔疮、肛裂、直肠炎、结肠炎、肠癌便血等病见上述证候者。

方解： 心主血，心主火热，心虚则血气血少，心实则吐血衄血。故血热妄行下移大肠之便血、痔疮出血诸症，皆当以心实证论治，法当泻心。肺与大肠相表里，故热蕴肠道所致痔疮、肛裂、便血诸症，当属肺金疾病，其中血行不止者，当以肺虚论治，法当补肺收敛。《辅行诀》曰："心德在耎，以咸补之，以苦泻之，以酸收之；肺德在收，以酸补之，以咸泻之，以辛散之。"故心实合并肺虚证，当以苦酸治之。槐花散以苦味槐花与侧柏叶相伍为主，凉血止血，清热疏风；以酸辛药枳壳与辛味药荆芥穗为辅，行气收涩，散瘀搜风。诸药配伍，共奏清肠止血，疏风行气之功。（图132）

阐发： 心属火，肺属金，心火壅实则克肺金，血热妄行则下移大肠，故见便血下血诸症。此类病证，法当泻心实，补肺虚。泻心用苦，苦能清热止血；补肺用酸，酸能收敛止血，故以酸苦为主。既以酸苦为主，为何要加辛味药？从"汤液经法图"角度看，苦能泻心，酸能收心，苦酸联用泻心收心。酸能补肺，辛能散肺，酸辛联用补肺散肺，此为泻味与化味之共用也。故槐花

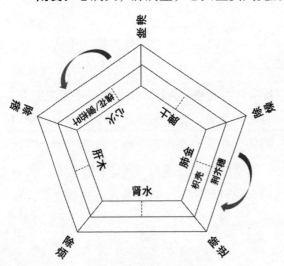

图132 槐花散图解

散以苦酸辛联用，清热止血。《医方考》谓其"槐花、侧柏能凉大肠之血，荆芥、枳壳能疗大肠之风，风热相搏治之良"，亦是此意。

抵当汤

此方源自《伤寒论》，为泻热逐瘀代表方。

组成：水蛭三十个（咸），虻虫三十个（咸），桃仁二十个（辛），大黄三两（咸）。

配伍结构：三咸一辛。

功能主治：泻肺补心，泻热逐瘀止惊，用于肺实心虚之瘀热证，症见少腹急结或疼痛，便秘，或大便硬但排便易，或经水不利，心烦发狂，或善忘，或起卧不安，舌上有瘀斑，脉沉微。现常用于脑血管病、慢性肾衰竭、便秘、子宫肌瘤、精神类疾病见上述证候者。

方解：肺与大肠相表里，肺虚则口干虚热，肺实则便秘咳喘，故抵当汤证之腹痛便秘，当以肺实证论治。心主神明，心虚则惊悸癫狂，心实则胸胁满痛，故抵当汤证之心烦发狂，当以心虚论治。《辅行诀》曰："肺德在收，以酸补之，以咸泻之，以辛散之；心德在耎，以咸补之，以苦泻之，以酸收之。"故肺实合心虚诸症之治，当独以咸味为主，酸辛为辅。抵当汤以水蛭、虻虫与大黄之咸为主，一方面泻肺，凉血止痛，散结通便，一方面补心，软坚散结，活血通经；配以辛味药桃仁，活血祛瘀，润肠通便。诸药联用，共奏泻热破血逐瘀之效。（图133）

阐发：咸辛配伍之方，有以下几类功效。其一，咸泻肺，辛散肺，便秘咳嗽若干方即为此意。其二，咸泻肺，辛泻脾，用于肺脾两实证，例如痰湿咳嗽与湿毒闭肺，诸多新冠病毒感染治疗

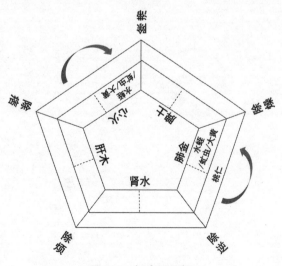

图133　抵当汤图解

方即为此意。其三,咸补心,辛补肝,用于心肝两虚证,心虚则胸痹惊悸,肝虚则气滞血瘀,故气滞血瘀所见心脑血管疾病或精神类疾病的治疗方当为此意。其四,咸泻肺、补心,辛味随之,此类方用于肺实合并心虚,或咳喘胸痛,或便秘腹痛,或胸痹惊悸,或癫狂悲伤,或者合并咳喘或便秘的心神不宁诸症者,而抵当汤即为此类。所谓精神病当从阳明胃肠治之,正是此意。

礞石滚痰丸

本方源自《玉机微义》,为泻火逐痰代表方。

组成: 大黄(咸)、黄芩(苦)各八两,礞石一两(咸),沉香半两(辛)。

配伍结构: 二咸一苦一辛。

功能主治: 补心兼泻肺,泻火逐痰,用于肺实心虚之痰热顽症,症见癫狂、惊悸、怔忡、昏迷、咳嗽气喘、胸膈痞满、眩晕耳鸣、颈项结核、口眼蠕动、失眠、梦寐奇怪、骨节楚痛、烦闷,舌红苔黄厚,脉滑。现常用于神经衰弱、精神分裂症、癫痫等病见上述证候者。

方解: 心主火热,主神明,心虚则怔忡癫狂,心实则烦热失眠,故痰热扰心所见癫狂惊悸、昏迷失眠,心神躁动诸症,当属心火虚实夹杂证。肺司呼吸,肺虚则烦热口干,肺实则咳喘胸满,故咳嗽气喘、胸膈满闷诸症,当属肺实证。《辅行诀》曰:"心德在耎,以咸补之,以苦泻之,以酸收之;肺德在收,以酸补之,以咸泻之,以辛散之。"故心火虚实夹杂兼有肺实之证,当以咸为主,苦辛为辅,配伍治之。礞石滚痰丸以大黄与礞石之咸,一则补心,一则泻肺,软坚散结,荡涤伏匿,导痰下行;以黄芩之苦,泻心清热,燥

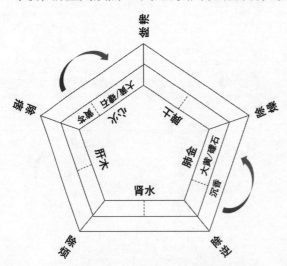

图 134 礞石滚痰丸图解

医方图解——以『汤液经法图』解读方剂配伍之秘

湿化痰；以沉香之辛，散肺顺气，降逆消痰；诸药联用，以咸苦补心，以咸辛泻肺，共奏泻火逐痰之效。（图 134）

阐发： 礞石为矿物药，味咸入心肺，一则补心，能治癫狂惊痫，所谓重镇定惊；一则泻肺，能治咳嗽喘急，所谓重坠定喘。从功效上看，礞石能祛痰，祛心窍之痰，故能止癫狂，祛肺窍之痰，故能止咳喘。但从药性上看，礞石味咸，补心泻肺而已。故治痰就是治心肺，治痰就是用咸。礞石滚痰丸本用于治痰热顽证，如为寒痰顽证，亦以苦咸辛加减如下：咸寒大黄减量，加咸温旋覆花；苦寒黄芩减量，加苦温白术；辛味沉香继续用，再加辛味半夏麻黄，即可成方。

十二、心火肾水共治方四首

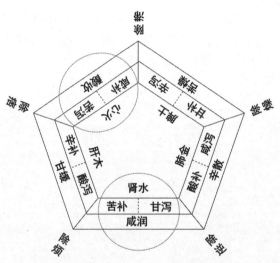

图135 "汤液经法图"中心火肾水共治方的定位

心德在奂。以咸补之，苦泻之；心苦缓，急食酸以收之。

肾德在坚。以苦补之，甘泻之；肾苦燥，急食咸以润之。

——《辅行诀五脏用药法要》

1. 以补为主方

三甲复脉汤

此方源自《温病条辨》，为治下焦温病代表方。

组成： 炙甘草（甘）、干地黄（苦）、生白芍（酸）各六钱，麦冬（酸）、生牡蛎（咸）各五钱，阿胶（甘）三钱，生鳖甲（苦咸）八钱，生龟板（苦咸）一两。

配伍结构： 三苦一咸二酸二甘，或一苦五咸二酸（苦甘化咸）。

功能主治： 补心肾兼有泻肝，滋阴养血，潜阳息风，用于心肾两虚兼有肝实证之阴虚阳亢证，症见心中憺憺大动，甚则心中动，手足抽动，或肌肉蠕动，舌红苔少，脉细或弱。现常用于高血压、心律失常、围绝经期综合征、面肌痉挛等病见上述证候者。

方解： 诸风掉眩，皆属于肝，诸暴强直，皆属于风，故阴虚生风所见手足抽动、肌肉蠕动诸症，当属肝实病证。水火不济，肾水虚则不能滋养心火，故而阴虚阳亢，心中憺憺大动。《辅行诀》曰："肝德在散，以辛补之，以酸泻之，以甘缓之；肾德在坚，以苦补之，以甘泻之，以咸润之；心德在耎，以咸补之，以苦泻之，以酸收之。"故肝实病证，治在酸；水火不济之肾虚心实，则治在苦咸。三甲复脉汤以生鳖甲、生龟甲之苦咸为主，苦能补肾泻心，滋阴泻火，咸能润肾补心，滋阴潜阳；以生牡蛎之咸助其咸，安神定悸，以干地黄之苦助其苦，清热凉血；同时，龟甲与牡蛎配伍，一苦一咸，且均能

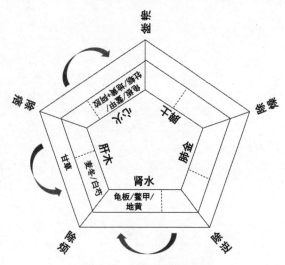

图136 三甲复脉汤图解

潜阳定惊，故苦咸化酸，辅以白芍、麦冬之酸，滋阴柔肝，缓急止痛。甘味甘草与阿胶缓肝，补气养阴止痛，且阿胶与地黄配伍，一苦一甘，且均能用于心慌心悸，故苦甘化咸，增强补心之用。诸药联用，共奏滋阴潜阳息风之功。（图136）

阐发： 阴虚生风证之手足挛急，当属肝实无误，阴虚则补阴，补阴就是补肺，酸味补肺；风动拘挛则泻肝，酸味泻肝。故阴虚生风之治，当用酸味为主，甘味为辅。白芍、麦冬、五味子、山茱萸等酸味药，有酸味之用。地黄配牡蛎、玄参配知母、白术配龟甲等苦咸配伍组合，亦有酸味之用。三甲复脉汤治温厥，热邪下陷，肾水竭而心火旺，故以苦咸之药补肾水，同时苦咸化酸泻肝，可谓一举两得。

2. 以泻为主

导赤散

此方源自《小儿药证直诀》，为小便赤涩兼心经热盛之证所设。

组成： 生地黄（苦）、木通（甘苦）、生甘草梢（甘）各等10g，竹叶（苦）3g。

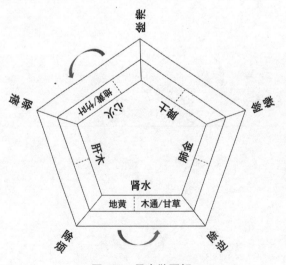

图137 导赤散图解

配伍结构： 二甘二苦。

功能主治： 泻肾泻心，清热利水，用于心肾两实之小便赤涩，症见小溲赤涩刺痛或心胸烦热，口渴面赤，意欲饮冷，以及口舌生疮。现用于急性泌尿系感染、膀胱炎等泌尿系病疾病。

方解： 肾主水液代谢，《辅行诀》曰："肾实则小便赤少，少腹满，时足胫肿。"

肾水不制心火，则心经有热，故兼心胸烦热，口渴面赤，口舌生疮等。故小便赤涩伴有心胸烦热，当以肾实合并心实为主。《辅行诀》曰："肾德在坚，以苦补之，以甘泻之，以咸润之。"导赤散主要以甘味木通、甘草，泻肾利水，以苦味生地黄补肾滋阴清热以制心火，苦味竹叶清心除烦通利小便，全方以甘味泻肾为主，苦味补肾泻心为辅，泻肾利水导热下行，苦补肾清热而不伤肾阴，共收清热利水之功。（图137）

阐发：传统对导赤散的释名是"赤色属心，导赤者，导心经之热从小便而出，故曰导赤散"。《小儿药证直决笺正》曰："方以泄导小水为主，虽曰清心，必小溲黄赤短涩者可用。"从"汤液经法图"角度看，苦甘组合所治的脏腑一为肾水，二为脾土，结合病证分析，导赤散更符合肾水的药味补泻配伍。而此处"赤"意为火热也，导赤散意为导热散，导热从小便而出，故理解为泻肾方更恰当。

本方配伍加减，若小便淋漓不畅者，加甘味车前子、茯苓增强清热利水之功；若小便涩痛甚者，可与八正散合用，八正散组方为"六甘一苦一咸"，亦泻肾为主，增强了利尿通淋作用；若心火较盛，可加苦味黄连、黄柏，清热泻火。

3. 补泻兼施方

当归六黄汤

此方源自《兰室秘藏》，为阴虚火扰之盗汗所设。

组成：当归（辛）、生地黄（苦）、熟地黄（苦）、黄芩（苦）、黄柏（苦）、黄连（苦）各等份，黄芪（甘辛）加一倍。

配伍结构：五苦一甘一辛，或七苦（辛甘化苦）。

功能主治：补肾泻心，滋阴降火，用于肾虚合心实之阴虚火旺证，症见发热盗汗，面赤心烦，口干唇燥，大便干结，小便短赤。现常用于甲状腺机能亢进、结核病、糖尿病、更年期综合征、心系疾病等属阴虚火旺者。

方解：肾虚不坚，则阴液不能内守，虚火上蒸，津液外越发为发热盗汗；

火热上炎，则见面赤心热；阴津内耗，则见口干唇燥，大便干结，小便短赤。《辅行诀》云："肾德在坚，以苦补之，甘泻之，肾苦燥，急食咸以润之，致津液生也。"当归六黄汤全方以苦味补肾为主，其中生地黄、熟地黄味苦，补肾滋阴；黄芩、黄连、黄柏味苦，泻心降火；当归味辛，黄芪味甘，两者配伍，一辛一甘，均能养血调经，故甘辛化苦，滋阴养血。诸药合用，补肾阴退热，诸症可愈。（图138）

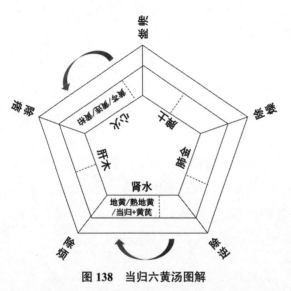

图138　当归六黄汤图解

阐发： 自古医家有"自汗属阳虚，盗汗属阴虚"的论述，李东垣谓此方为"治盗汗之圣方"，后世论述中以《医方集解》最具代表："盗汗由于阴虚，当归、二地所以滋阴；汗由火扰，黄芩、连、柏所以泻火；汗由腠理不固，倍用黄芪，所以固表。"从"汤液经法图"角度分析，苦能补肾，泻心、燥脾，全方以苦味为主。从药物选择分析，方以苦味二地补肾；苦味三黄泻火存阴，亦为补肾；当归和黄芪，辛甘化苦，补肾益气，明显为补肾之方。另一方面，苦味能泻心火，三黄亦可泻心火，故可治面赤心烦，口干唇燥；当归味辛，黄芪辛甘，亦可为补肝之品，肝肾同源，血汗同源，肝木与风气相同，故汗证治疗，不离黄芪补肝之品，故该方也可理解为补肾补肝之方。故现应用也非局限于盗汗证，其他如糖尿病、甲亢、更年期综合征、房颤等疾病亦可应用，究其方理，苦味补肾泻心为核心，随证加减而已。

犀角地黄汤

此方源自《备急千金要方》，为凉血止血代表方。

组成： 水牛角一两（苦咸），生地黄八两（苦），芍药三两（酸），牡丹皮二两（苦）。

配伍结构：三苦一酸。

功能主治：补肾泻心，凉血散瘀，清热解毒，用于肾虚合心实之血热出血证。症见身热心烦、谵语、吐血咳血、衄血便血或崩漏，舌绛而燥起刺，脉数或细。现常用于病毒性肝炎、肝昏迷、弥散性血管内凝血、尿毒症、急性白血病、败血症等病见上述证候者。

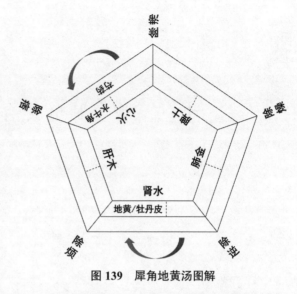

图139　犀角地黄汤图解

方解：心为火主血脉，诸热瞀瘛，皆属于火，故血热妄行出血诸证，当属心实病证。《辅行诀》曰："心德在耎，以咸补之，以苦泻之，以酸收之。"故心实当以苦酸治之。犀角地黄汤以"三苦一酸"成方，以水牛角之苦，清热解毒，凉血定惊；以生地黄之苦，滋阴清热，凉血止血；以牡丹皮之苦，清热凉血，活血化瘀；辅以芍药之酸，养血活血，滋阴收敛。诸药联用，以苦泻心补肾，以酸收心，共奏凉血止血之效。（图139）

阐发：犀角地黄汤，以水牛角与地黄为主药，水牛角味苦咸，既能凉血解热毒，亦可定惊止癫狂，或者苦咸化酸，亦有凉血止血之功。地黄味苦，既能清热解热毒，亦可补肾滋真阴。二者虽同为苦味药，但苦味之表达不同，水牛角重在清心火，而地黄兼顾心火与肾水。故犀角地黄汤之治，在于心肾同治，水火既济。本方之加减，亦不离苦酸，若阴虚火旺盛，则可加栀子、黄连、连翘之苦以清热，亦可加玄参、竹叶、知母之苦以养阴；若合并其他证型，则可同时加辛味与甘味药，如桃仁与甘草，薄荷与芦根，以辛甘化苦，不离全方之制。

十三、脾土肺金共治方十四首

医方图解——以『汤液经法图』解读方剂配伍之秘

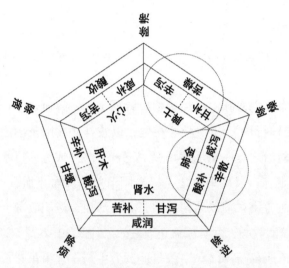

图140 "汤液经法图"中脾土肺金共治方的定位

脾德在缓。以甘补之，辛泻之；脾苦湿，急食苦以燥之。

肺德在收。以酸补之，咸泻之；肺苦气上逆，急食辛以散之。

——《辅行诀五脏用药法要》

1. 以补为主方

生脉散

此方源自《医学启源》，为肺脾气阴两伤证所设。

组成： 人参三钱（甘），麦冬三钱（酸），五味子十五粒（酸）。

配伍结构： 一甘二酸。

功能主治： 补脾补肺，益气养阴，敛汗生脉，用于脾肺两虚所致气阴两虚证。症见肢体乏力，气短声低，汗多懒言，或干咳少痰，口干舌燥。现常用于治疗心律不齐、室性心动过速、神经衰弱、内分泌失调等病见上述证候者。

方解： 肺虚则烦热汗出，口干，脾虚则四肢不用，五脏不安，故肢体乏力，气短声低，汗多懒言诸症，当属脾肺两虚。脾虚当以甘补之，肺虚当以酸补之。故生脉散以酸味麦冬，五味子为主，补肺滋阴，敛肺止咳；配以甘味人参，补脾益气，培土生金。三药相伍，肺脾同补，使气复津生，汗止阴存，脉气得复。（图141）

阐发：《辅行诀》中有小补肺汤，其成分为麦冬、五味子、旋覆花、细辛，配伍结构为"二酸一咸一辛"，以酸为主。生脉散补肺为主，亦是以麦冬、五味子两个酸味药为主。同时，除补肺之外，还有甘味补脾的功效，故生脉散为肺脾同补之方。本方为纯补之方，临床应用时可灵活加减。对于阴虚较重者，可选择凉性甘味药生晒参、西洋参；对于气虚轻证，可选择甘味党

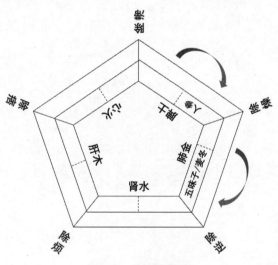

图141 生脉散图解

参、太子参代人参；对于久咳不愈，干咳无痰者，可酌加咸味贝母与辛味薄荷、桔梗，以增强祛痰止咳之功。

小建中汤

此方源自《伤寒论》，为中焦虚寒之虚劳里急所设。

组成： 桂枝三两（辛），甘草二两（甘），大枣十二枚（甘），芍药六两（酸），生姜三两（辛），胶饴一升（甘）。

配伍结构： 三甘一酸二辛，或六甘（辛酸化甘）。

功能主治： 补脾补肺，温补气血。用于脾肺两虚之气血虚证，症见腹中挛痛，时痛时止，喜温按揉；或虚劳心中悸动，虚烦不宁，面色无华；或虚劳发热，四肢酸楚，咽干口燥。

方解： 脾虚则身重，四肢不用，五脏不安，中焦虚寒，寒则喜温，虚则喜按；脾主运化，中焦虚寒，气血运化不足，则心中悸动，虚烦不宁，面色无华；肺主收降，肺虚则虚阳不降，手足心热，四肢酸楚，咽干口燥。故气血两虚之腹痛喜按、虚劳发热、心中悸动诸症，当属肺脾两虚。《辅行诀》曰："脾德在缓，以甘补之，以辛泻之，以苦燥之；肺德在收，以酸补之，以咸泻之，以辛散之。"小建中汤以甘味补脾为主，方中饴糖味甘，温中补脾，益阴润燥；大枣、甘草味甘，健脾和胃；配以辛味生姜泻脾，散寒温中。同时，以酸味补肺为辅，方中白芍味酸，补肺滋阴；再辅以辛味桂枝，散肺和营。同时，辛味生姜、桂枝与酸味白芍配伍联用，辛酸化甘，进一步增强甘补脾之功。以上诸药合用，使中气健，化源足，五脏有所养，则虚劳诸症可除。（图142）

阐发： 从桂枝汤到小建中汤，再到黄芪建中汤和大

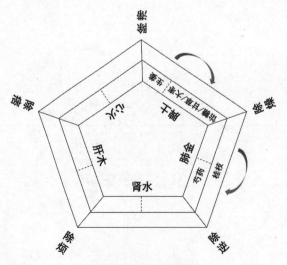

图142 小建中汤图解

阳旦汤的组方，结合"汤液经法图"，即可清晰理解经方配伍的特点。桂枝汤到小建中汤，药味组成皆辛酸甘，桂枝汤为补肝剂可兼治脾土病，但全方仍以辛味药为主，补肝仍为其核心；而小建中汤则在桂枝汤基础上加用大量甘味饴糖，重用酸味白芍六两，辛酸化甘，使全方由辛味补肝为主转变为甘味补脾为主，兼治肺病。其中酸味药物剂量的提升，除平衡辛味药物以外，还能很好地兼顾肺虚咽干口燥等症状。黄芪建中汤则是在小建中汤上加用辛甘味黄芪一两半，进一步增强补脾补肝功效，其功效主治仍以脾为主，治虚劳里急，诸不足，即虚证程度比小建中汤证更甚。而大阳旦汤则比黄芪建中汤加用甘味人参，同时黄芪剂量增至五两。由于黄芪为辛甘之味，可补肝补脾，故大阳旦汤补脾补肝之力强于黄芪建中汤，故可治"汗出不止，气息惙惙，神劳力怯，恶凉风"之肝脾两虚证。

桃花汤

此方源自《伤寒论》，为温涩固脱代表方。

组成： 赤石脂一斤（酸），干姜一两（辛），粳米一升（甘）。

配伍结构： 一酸一甘一辛。

功能主治： 补肺补脾，涩肠固脱，用于肺脾两虚之虚寒血痢证，症见腹痛、喜温喜按、小便不利、下利不止、便脓血、恶寒、腰酸，舌淡脉弱。现常用于慢性结肠炎、慢性痢疾、消化道出血等病见上述证候者。

方解： 肺主收敛，肺与大肠相表里，故肺虚则大肠固涩收敛之力弱，而见下利久利诸症。脾主中焦运化，虚实皆有下利，脾实则伴有腹满呕逆之实象，脾虚则伴有倦怠乏力之虚象。故虚寒血痢诸症，喜温喜按之虚证

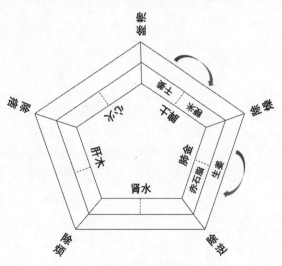

图143 桃花汤图解

腹痛，当以脾虚合并肺虚为主。《辅行诀》曰："肺德在收，以酸补之，以咸泻之，以辛散之。脾德在缓，以甘补之，以辛泻之，以苦燥之。"故肺虚合并脾虚之证，当以酸甘为主。桃花汤以赤石脂与粳米配伍为主，赤石脂味酸，温涩固脱止利；粳米味甘，补脾益气之利；配以辛味干姜，温中散寒，止利止痛。诸药联用，共奏温涩固脱之效。（图143）

阐发： 桃花汤以"一酸一辛一甘"成方，补肺补脾，其中酸甘为主，辛味为辅，故辛味药用量小于酸味药，亦小于甘味药，此乃肺脾两补组方之定法。从"汤液经法图"看，辛味散肺，既可用于肺虚亦可用于肺实，故其多少较为随意，不超过补泻主导药味即可；但辛味泻脾，只能用于脾实而不能用于脾虚，故脾虚证治之方，辛味必不可多于甘味。权衡一下，当以酸甘为主，辛味为辅之方，才是主导方向明确的肺脾两补之方。桃花汤在一斤赤石脂与一升粳米之中，仅用一两干姜，便是此意。若明了此意，则本方加减之法，加一分辛，就需加一分酸甘，如此才可保持平衡。若加辛味附子温中，则需加甘味黄芪补气，再加酸味罂粟壳止脱，以保方制不变也。

麦门冬汤

此方源自《金匮要略》，为滋养肺胃代表方。

组成： 麦门冬七升（酸甘），半夏一升（辛），人参三两（甘），甘草二两（甘），粳米三合（甘），大枣十二枚（甘）。

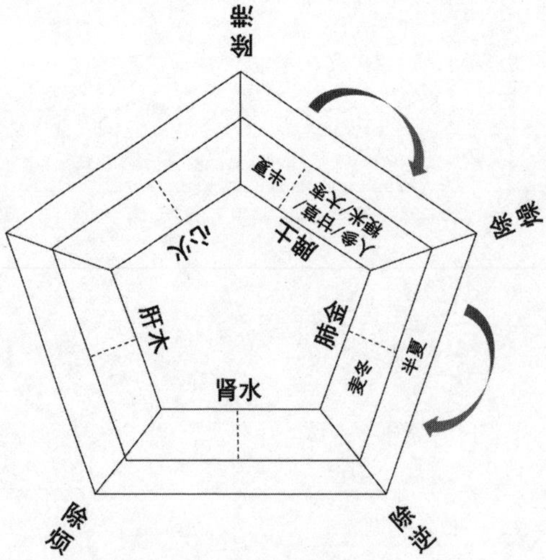

配伍结构： 一酸四甘一辛。

功能主治： 补肺补脾，滋养肺胃，降逆下气，用于肺脾两虚之虚热肺痿证，症见咳唾涎沫，或气喘或咳痰不爽，口干咽燥或咽喉不利，手足心热，舌红少苔，脉细数。亦可用于肺脾两虚之胃

图144 麦门冬汤图解

阴虚证，症见呕吐食少，胃脘隐隐作痛，饥不欲食等。现常用于非特异性肺炎、支气管炎、支气管哮喘、肺气肿、肺结核、慢性萎缩性胃炎、胃及十二指肠溃疡、慢性咽炎等病见上述证候者。

方解：肺金主收主降，肺虚则气逆不降、口干咽燥，肺实则喘咳、凭胸仰息，故虚热肺痿证之口干咽燥与手足心热，当以肺虚为主。脾土主运化，痰阻气逆之呕吐胃痛，饥不欲食诸症，当属脾土虚实夹杂。《辅行诀》曰："肺德在收，以酸补之，以咸泻之，以辛散之；脾德在缓，以甘补之，以辛泻之，以苦燥之。"故肺虚合脾土虚实夹杂病证，当以酸补肺为主，以辛甘治脾为辅。麦门冬汤以七升麦冬为君，酸甘兼有，肺脾两补，养阴生津。以辛味药半夏与甘味药人参、甘草、粳米与大枣为辅，一则酸辛治肺，补肺祛痰止咳，二则辛甘治脾，泻脾祛痰湿、止涎补中气。诸药联用，补肺补脾为主，以奏滋养肺胃，降逆下气之效。（图144）

阐发：麦门冬汤，以麦冬为君。麦冬之味，《辅行诀》记载为"土中金"或"金中土"，味酸皆属金，味甘皆属土，故麦冬应为酸甘兼有之味。麦门冬汤以七升麦冬为君，而半夏仅有一升，人参、甘草仅有二三两，故从药量上看，麦冬占有绝对的主导地位。《方剂学》麦门冬汤各组成的含量，麦冬用168g，半夏用24g，而人参仅有9g，甘草仅有6g。故全方主导药味，即麦冬之酸甘，酸补肺，用于虚热肺痿证；甘补脾，用于胃阴虚证，正合五味补泻之意。本方之加减，亦不离酸辛甘。若阴虚津伤明显者，则加酸味养阴之沙参、玉竹、白芍等；若潮热明显者，则加辛味透热之柴胡、银柴胡等。若痰湿明显者，则加辛味祛湿之陈皮、白蔻仁或甘味利湿之茯苓、薏苡仁等。

清燥救肺汤

此方源自《医门法律》，为清肺润燥代表方。

组成：冬桑叶三钱（酸辛），石膏二钱五分（酸），人参七分（甘），甘草一钱（甘），胡麻仁一钱（甘），阿胶八分（甘），麦门冬一钱二分（酸甘），杏仁七分（苦），枇杷叶一片（苦）。

配伍结构：三酸四甘二苦。

功能主治：补肺补脾，清肺润燥，益气养阴，用于肺脾两虚之温燥证，症见干咳无痰、气逆而喘、头痛身热、咽喉干燥、鼻燥、胸满胁痛、心烦口渴、舌干无苔，脉虚大或数。现代常用于治疗细菌性肺炎、病毒性肺炎、支气管哮喘、急慢性支气管炎、肺癌等病见上述证候者。

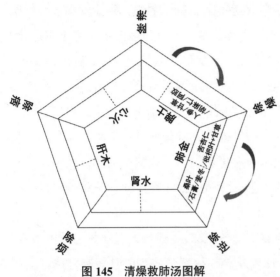

图145 清燥救肺汤图解

方解： 肺主阴气收降，肺司呼吸，肺开窍于鼻，故肺虚则咽干鼻燥、身热心烦，肺实则咳喘气逆、头痛身热，故温燥伤肺诸症，当属肺金虚证为主，虚实夹杂。脾土生肺金，脾土虚则肺金虚，而现脉虚乏力诸象，故温燥伤肺亦伤脾，补肺需补脾。《辅行诀》曰："肺德在收，以酸补之，以咸泻之，以辛散之。脾德在缓，以甘补之，以辛泻之，以苦燥之。"清燥救肺汤以石膏、麦冬之酸，清热养阴，生津除烦渴；以桑叶之酸辛，清肺润燥，疏散风热；以胡麻仁、阿胶之甘，养血润燥；以人参、甘草之甘，健脾益气；同时，以苦味杏仁、枇杷叶与甘味甘草配伍，二苦一甘，且均可用于咳嗽，故苦甘化咸，泻肺平喘止咳。诸药联用，补肺补脾为主，补中有泻，共奏养阴清热、润燥止咳之效。（图145）

阐发： 外感六淫，风寒暑湿燥火，以燥邪配属肺金，燥邪侵犯人体，当首犯肺金。故肺乃娇脏，喜润恶燥。从"汤液经法图"看，酸味补肺，咸味泻肺，辛味散肺，皆可治燥。其中，尤其以酸收酸润为最主要。清燥救肺汤以酸味桑叶、石膏与麦冬为主，补肺生津，养阴清热，构成全方功效之基础。临床使用时，亦可配伍五味子、天冬、山萸肉之酸，增强酸收补肺之力；若疾病进展后出现水枯火旺明显者，则可加用玄参、生地黄、黄连之苦，补肾滋阴泻火。

九仙散

此方源自《卫生宝鉴》，为敛肺止咳代表方。

组成： 人参（甘）、款冬花（辛甘）、桔梗（苦辛）、桑白皮（甘）、五味子（酸）、阿胶（甘）、贝母（咸）各五分，乌梅一个（酸），罂粟壳二钱（酸）。

配伍结构： 三酸三甘一苦一咸一辛。

功能主治： 补肺补脾为主，敛肺止咳，用于脾肺两虚之久咳证，症见久咳不已，气喘，自汗盗汗，痰少而黏，倦怠乏力，口干，舌淡或红，苔薄，脉虚数，现常用于慢性气管炎、肺气肿、肺源性心脏病等病见上述证候者。

方解： 肺司呼吸，肺主收降，肺虚则鼻息不利、口燥咽干，肺实则咳喘、凭胸仰息，故阴虚久咳，当属肺金虚证为主。脾主运化，脾主四肢，脾虚则倦怠乏力，脾实则呕吐下利。故阴虚久咳伴有倦怠自汗者，当属肺脾两虚为主。《辅行诀》曰："肺德在收，以酸补之，以咸泻之，以辛散之；脾德在缓，以甘补之，以辛泻之，以苦燥之。"故肺脾两虚证，当以酸甘为主治之；肺虚实夹杂证，当以酸咸为主治之。九仙散以五味子、乌梅与罂粟壳之酸，敛肺养阴，止咳定喘；以贝母之咸，清热降逆，化痰止咳；以桔梗之苦配以桑白皮之甘，一苦一甘，其均可用于咳嗽，故苦甘化咸，泻肺平喘；以桔梗与款冬花之辛，下气祛痰。同时，以人参、阿胶之甘，补脾益气，滋养阴血。诸药联用，共奏养阴益气、敛肺止咳之效。（图146）

阐发： 九仙散与清肺救燥汤，皆以肺脾同补为主。二者差异在于：其一，九仙散用乌梅、罂粟壳之酸，长于敛肺涩肺，治疗久咳；而清肺救燥汤用石膏、桑叶之酸，

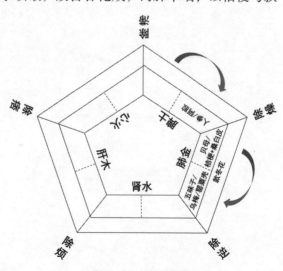

图146 九仙散图解

长于清热散热，治疗热咳。其二，九仙散用桑白皮、款冬花之甘，长于泻肺定喘，治疗久咳；而清燥救肺汤用胡麻仁、甘草之甘，长于润肺止咳，治疗燥咳。而二者相似之处在于，均少用泻脾祛痰湿之辛味药，故痰多湿重者不适宜。

白虎汤

此方源自《伤寒论》，为清气分热代表方。

组成： 知母六两（苦咸），石膏一斤（酸），甘草二两（甘），粳米六合（甘）。

配伍结构： 一酸二甘一苦。

功能主治： 补肺补脾为主，清热生津，用于肺脾两虚之阳明气分热证，症见壮热面赤，烦渴引饮，汗出恶热，舌红苔薄黄，脉洪大有力。现常用于乙型脑炎、流行性脑脊髓膜炎、流行性出血热、糖尿病、中暑等病见上述证候者。

方解： 肺属阳明，主收降，肺虚则阳气不降、阴津不收，则见面赤烦渴、口燥咽干。故阳明气分热证，当以肺虚为主论治。心主火热，心火虚证则血气虚少，心火实证则面赤身热，故阳明气分热证，有心火实证表现。同时，肺金乃脾土之子，脾土健则肺金运，故补脾可以助补肺。《辅行诀》曰："肺德在收，以酸补之，以咸泻之，以辛散之；心德在耎，以咸补之，以苦泻之，以酸收之；脾德在缓，以甘补之，以辛泻之，以苦燥之"，故阳明气分热证，当以酸补肺、苦泻心为主，甘补脾为辅。白虎汤以酸味石膏为君，补肺生津，清热泻火，除烦止渴；以苦咸知母，泻心清热，补肾生津；以甘味甘草与粳米，

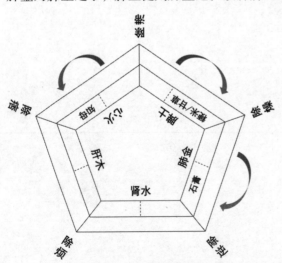

图 147 白虎汤图解

医方图解——以『汤液经法图』解读方剂配伍之秘

补气生津，以助酸味石膏补肺之功。诸药联用，肺脾同补，以奏清热生津益气之功。（图147）

阐发：东青龙、西白虎、南朱雀、北玄武，白虎汤为西方肺金病证的正治方，以补肺补金为主。其中君药石膏，色白性凉，能生津清热、除烦止渴，故石膏主导药味为酸，白虎汤主导药味亦为酸。方中使用甘味甘草与粳米，当为肺脾同补之意。在此基础上，若加人参而成白虎加人参汤，则酸甘之外又加甘，意为增补气之功；若加桂枝而成白虎加桂枝汤，则酸甘之外又加辛，辛散肺，辛补肝，意为增解表开宣之功；若加苍术而成白虎加苍术汤，则酸甘之外又加苦，苦燥脾，意为增燥脾祛湿之功；若加玄参、犀角而成化斑汤，则酸甘之外亦加苦，苦补肾，苦泻心，意为增清热凉血之功。

清暑益气汤

此方源自《温热经纬》，为清暑益气代表方。

组成：西洋参10g（酸甘），石斛15g（酸甘），麦冬15g（酸甘），黄连10g（苦），竹叶10g（苦），荷梗12g（苦），知母10g（苦咸），甘草6g（甘），粳米15g（甘），西瓜翠衣30g（甘苦）。

配伍结构：三酸四苦三甘。

功能主治：补肺补脾，兼有泻心调肾，清暑益气，养阴生津，用于肺脾两虚之暑热气阴两伤证，症见身热心烦，口干舌燥，渴欲饮水，气短乏力，身体倦怠，小便黄赤，舌红，苔薄黄，脉细或虚数。现常用于小儿夏季热、神经衰弱、心律不齐、慢性支气管炎、肺结核、冠心病、内分泌失调等病见上述证候者。

方解：暑邪在热与湿，热邪伤阴而有燥象，口干舌

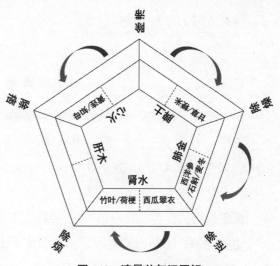

图148 清暑益气汤图解

燥、渴欲饮水，此乃肺金虚证；湿邪黏腻，阻滞气机而见气虚之象，气短乏力、身体倦怠，此乃脾土虚证；热邪有热象，身热心烦，此为心火实证；热邪伤阴液而见小便赤少，而肾主水液，此为肾水虚实夹杂证。故暑热邪气伤人之病，属肺虚脾虚兼有肾虚。《辅行诀》曰："肺德在收，以酸补之，以咸泻之，以辛散之；脾德在缓，以甘补之，以辛泻之，以苦燥之；肾德在坚，以苦补之，以甘泻之，以咸润之。"故肺虚脾虚兼有肾虚之证，当以苦酸甘治之。清暑益气汤以西洋参、石斛与麦冬之酸，养阴生津，除烦止渴，兼有益气之力；以黄连、竹叶、荷梗与知母之苦，泻心清热，补肾生津；以甘草、粳米与西瓜翠衣之甘，补脾益气，泻肾利尿。诸药联用，共奏清暑益气，养阴生津之效。（图148）

阐发： 外感六淫与五行之配属，风木，火心，湿土，燥金，寒水，唯暑邪似乎为复合邪气，由湿与热之复合而成。而暑热则热重湿轻，暑湿则湿重热轻。故祛暑清暑之法，在于清热祛湿，治在心脾。而热邪伤阴，湿邪成水，火克金而土克水，故湿热传变，又是治在肺肾。故暑邪之治，当以心脾肺肾四脏为主。本方加减之法，亦不离苦酸甘。如汗出口渴明显，则加五味子、玉竹之酸；如高热不解明显，则加连翘、金银花之苦；如气虚小便不利，则加滑石、茯苓之甘。

 2. 以泻为主方

射干麻黄汤

此方源自《金匮要略》，为治寒痰郁肺结喉证代表方。

组成： 射干十三枚（苦），麻黄四两（辛），生姜四两（辛），细辛三两（辛），紫菀三两（苦），款冬花三两（甘辛），五味子半升（酸），大枣七枚（甘），半夏八枚（辛咸）。

配伍结构： 二苦二甘四辛一酸，或四咸四辛一酸（苦甘化咸）。

功能主治： 泻肺泻脾为主，止咳祛痰，温肺化饮，用于肺脾两实之寒痰郁肺结喉证，症见咳嗽气喘，喉间痰鸣，胸中水鸣，胸膈满闷，咳吐痰涎，苔白腻，脉沉紧。现常用于支气管哮喘、急慢性支气管炎、慢性阻塞性肺疾病等见上述证候者。

方解： 肺实则咳喘，凭胸仰息，脾实则腹满飧泻，吐泻呕恶。脾土乃肺金之母，肺实常合并脾实。寒痰郁肺证之咳嗽气喘当属肺实，胸膈满闷当属脾实，两者兼有则喉间痰鸣、胸中水鸣。《辅

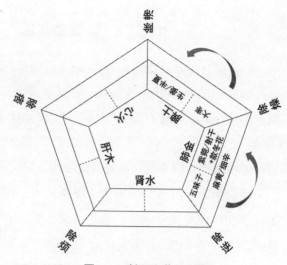

图 149　射干麻黄汤图解

行诀》曰："肺德在收，以酸补之，以咸泻之，以辛散之。脾德在缓，以甘补之，以辛泻之，以苦燥之。"故肺实合并脾实病证，当以咸泻肺与辛泻脾为主。射干麻黄汤以射干、紫菀之苦，配以款冬花之甘，苦甘化咸，泻肺降逆，止咳祛痰；以麻黄细辛之辛，开宣肺气，止咳平喘；以半夏生姜之辛，配以大枣之甘，兼治脾土，泻脾祛痰湿，降逆除满闷；以五味子之酸，补肺生津，敛肺止咳，泻中有补。诸药共用，以奏温肺化饮，止咳祛痰之效。（图149）

阐发：《辅行诀》所载大泻肺汤，治胸中有痰涎、喘不得卧和大小便闭，以葶苈子、大黄泻肺，以干姜泻脾，泻肺合并泻脾，所谓"母能令子虚"。射干麻黄汤与之相似，亦以泻肺泻脾为主，且重用辛味药，麻黄、细辛、半夏之类，开宣肺气，燥湿涤痰，散肺泻脾之功更强。新冠肺炎疫毒闭肺证患者，即表现为典型的肺实合并脾实证，故清肺排毒汤中合有射干麻黄汤，正是此意。本方之加减用药，亦以咸辛为主，咸味药可用旋覆花、葶苈子，或苦杏仁配甘草、桔梗配瓜蒌，苦甘化咸泻肺。其中桔梗长于利咽排脓，瓜蒌长于润肺化痰，正合喉间痰鸣之证，似为极佳配伍。辛味药可用陈皮、厚朴、柴胡，或桂枝、草果、石菖蒲，一则行气燥湿，一则升阳豁痰，亦可增强宣肺化饮之功。

大柴胡汤

此方源自《金匮要略》，为少阳不解阳明热结病所设。

组成：柴胡半斤（辛酸），半夏半升（辛），生姜五两（辛），大黄二两（咸），黄芩三两（苦），大枣十二枚（甘），芍药三两（酸），枳实四枚（辛酸）。

配伍结构：四辛一甘一苦一咸一酸。

功能主治：泻脾泻肺为主，降逆和胃，泻热散结，用于肺脾两实之少阳阳明合病，症见往来寒热，胸胁苦满，呕不止，郁郁微烦，心下满痛或心下痞硬，大便秘结或协热下利。

方解：脾主中焦司运化，脾实则腹中胀满，干呕，下利不止。肺与大肠相表里，便秘可从肺论治，实秘当属肺实。故胸胁苦满、呕吐下利与便秘微烦诸症，当属肺脾两实证。《辅行诀》曰："脾德在缓，以甘补之，以辛泻之，以苦燥之。肺德在收，以酸补之，以咸泻之，以辛散之。"大柴胡汤以辛味泻脾为主，甘味补脾与苦味燥脾为辅，泻中有补。其中，柴胡味辛，清热解郁；半夏味辛，和胃降逆；生姜味辛，降逆止呕；枳实辛酸，行气散结；苦味黄芩，清热燥湿；甘味大枣，和中益气。同时，以咸味泻肺与酸味补肺为辅，清热通便。其中，咸味大黄，通腑泻热；酸味白芍，润燥养血，两者配伍，补泻兼施以调肺。诸药联用，泻脾兼有泻肺，泻中有补，以奏降逆散结之功。（图150）

阐发：本方与《辅行诀》大泻脾汤十分相似，大泻脾汤组成为附子、干姜、甘草、黄芩、大黄、芍药，配伍结构为"二辛一甘一苦一咸一酸"。本方组成为柴胡、半夏、生姜、枳实、大枣、黄

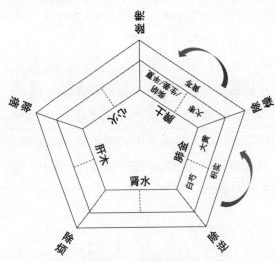

图150 大柴胡汤图解

芩、大黄、芍药，配伍结构为"四辛一甘一苦一咸一酸"。两者相比，大柴胡汤将大泻脾汤原有的附子改为柴胡，增加辛味药半夏以泻脾祛痰，增加辛酸枳实以破气散结，故更具泻脾清热之功。故两方虽制方结构相同（泻脾泻肺为主），但由于选药不同，故功效特点各异。需要注意的是，《辅行诀》所载大泻脾汤中的酸味药与咸味药等量（大黄与芍药均为一两），而大柴胡汤中的大黄为二两、芍药为三两，此为二者的又一个不同之处。

温脾汤

此方源自《备急千金要方》，为治阳虚寒积便秘代表方。

组成：附子一枚（辛苦），干姜二两（辛），人参二两（甘），大黄四两（咸），甘草二两（甘）。

配伍结构：二辛一咸二甘。

功能主治：泻肺补肝，兼有调脾，温补脾阳，攻下冷积，用于肺实肝虚之阳虚寒积证，症见大便不通，脐腹冷痛，喜温喜按。亦可用于脾实肝虚之虚寒下痢证，症见下痢赤白，或泻痢下重，手足不温，舌淡苔白，脉沉或弱。现常用于不完全性肠梗阻、肠痉挛、慢性阑尾炎、慢性盆腔炎等病见上述证候者。

方解：肺主收降，肺与大肠相表里，肺实则便秘咳喘，肺虚则口燥咽干。脾主运化，脾实则腹满吐泻，脾虚则倦怠乏力。肝主升阳，肝虚则阳虚四逆，肝实则头痛目胀。故阳虚便秘，当属肺实合并肝虚；而虚寒泻痢，当属脾实合并肝虚。《辅行诀》曰："肺德在收，以酸补之，以咸泻之，以辛散之；脾德在缓，以甘补之，以辛泻之，以苦燥之；肝德在散，以辛补之，以酸泻之，以甘缓之。"故肺

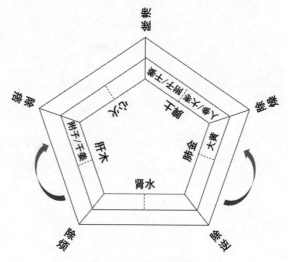

图 151　温脾汤图解

实合肝虚证，当以咸辛为主，而脾实合肝虚证，当以辛甘为主。温脾汤以附子、干姜之辛，补肝温阳，以大黄之咸，泻肺通便；配以甘草之甘，缓急止痛，人参与甘草之甘，补脾益气。诸药配伍，可用于治疗阳虚便秘。从另一角度看，温脾汤以附子、干姜之辛，补肝升阳的同时，泻脾止泻；以人参、甘草之甘，补脾益气，和中止泻，诸药配伍，可用于虚寒泻痢。（图151）

　　阐发：中药复方的适应证，可由全方所治，亦可由组方之一部分所治。以温脾汤为例，其组方配伍结构为"二辛一咸二甘"。其中，"二辛一咸"可补肝泻肺，功效温阳通便，用于阳虚寒积证，与大黄附子汤类似；而"二辛二甘"可补肝泻脾，功效温中止泻，用于虚寒泻痢证，与小泻脾汤类似。故药证相符，可分而视之，可合而观之，其理一也。能令方中无一药味不对证者，是为良方。

3. 补泻兼施方

调胃承气汤

　　此方源自《伤寒论》，为胃肠燥热所致便秘所设。

　　组成：大黄四两（咸）、芒硝半升（咸）、甘草二两（甘）。

　　配伍结构：二咸一甘。

　　功能主治：泻肺补脾，咸甘除燥，缓下热结，用于肺实脾虚之胃肠燥热便秘。症见大便不通，口渴心烦，或蒸蒸发热，以及肠胃积热而致发斑、口齿咽喉肿痛。

　　方解：肺与大肠相表里，肺实则气机不降，腑气不通，大便不行。内热壅结，热邪上炎，则口干心烦，或发热；

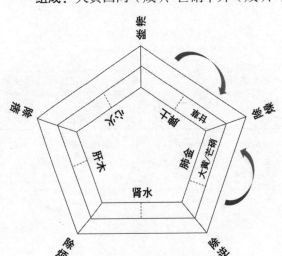

图152　调胃承气汤图解

内热迫血妄行，则见发斑；热毒壅结，则见口齿咽喉肿痛。故胃肠积热所致便秘咽痛诸症，当属肺实。肺实当泻肺通便，但有峻下与缓下之不同，有胃气尚和与胃气不和之不同，对于胃气不和便秘，法当缓下，即补气和胃通便。《辅行诀》曰："肺德在收，以酸补之，以咸泻之，以辛散之；脾德在缓，以甘补之，以辛泻之，以苦燥之。"故缓下通便之法，当在泻肺之外，合并补脾。调胃承气汤，以咸味大黄，泻肺通腑，峻下热结；咸味芒硝，软坚散结；同时，以甘味甘草，补脾益气，缓和药性。三药合用，咸甘除燥，缓下通便。（图152）

阐发：调胃承气汤的组方结构为"二咸一甘"。与大小承气汤相比，其定位脏腑，由肺变为肺脾，增加了补脾之力，以构成缓泻之用。但是，调胃承气汤之缓下，是相对大承气汤和小承气汤而言的，由于其仍然以大黄、芒硝咸味为主，故其依然属于明确的泻下通便清热药。如与麻子仁丸相比，则麻子仁丸泻下之力更缓。

人参蛤蚧散

此方源自《卫生宝鉴》，为补肺化痰代表方。

组成：蛤蚧一对（咸），杏仁五两（苦），甘草五两（甘），人参二两（甘），茯苓二两（甘），贝母二两（咸），桑白皮二两（甘），知母二两（苦咸）。

配伍结构：二咸二苦四甘，或四咸三甘一苦（苦甘化咸）。

功能主治：泻肺补脾为主，兼有补肺，益气清热化痰，用于肺实脾虚之痰热证，症见咳嗽气喘、吸气困难、痰稠色黄，或咳吐脓血、胸中烦热、身体消瘦，或肢体浮肿，舌红，苔薄黄，脉虚数。现常用于慢性支气管炎、

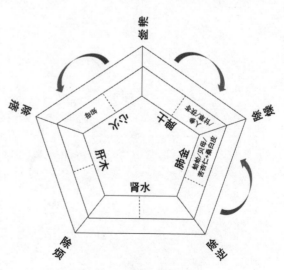

图153 人参蛤蚧散图解

205

支气管扩张、肺源性心脏病、间质性肺疾病等病见上述证候者。

方解：肺司呼吸，主收降，肺实则咳嗽痰喘，肺虚则口燥咽干，故咳嗽痰喘、吸气困难诸证，当属肺实病证。心主血，主神明，心实则身热吐衄，心虚血气虚少，故咳吐脓血、胸中烦热诸证，当属心实病证。脾主四肢，脾主运化，脾实则腹满吐泻，脾虚四肢不用，故身体消瘦、肢体浮肿诸证，当属脾虚病证。《辅行诀》曰："肺德在收，以酸补之，以咸泻之，以辛散之；心德在耎，以咸补之，以苦泻之，以酸收之；脾德在缓，以甘补之，以辛泻之，以苦燥之。"故肺实心实合脾虚病证，当以咸苦泻之，以甘补之。人参蛤蚧散以蛤蚧、贝母之咸，泻肺化痰，定喘止嗽；以知母之苦，清热泻火；以苦杏仁之苦配伍桑白皮之甘，一苦一甘配伍，且均可用于咳嗽，故苦甘化咸，以增强泻肺清热，止咳祛痰之功；以人参、甘草与茯苓之甘，补气健脾，利水消肿。诸药联用，补泻兼施，共奏补脾益气、清热化痰之功。（图153）

阐发：人参蛤蚧散组方以"咸苦甘"为主。其中，咸味泻肺，甘味补脾，苦味泻心，且苦甘化咸亦泻肺。故人参蛤蚧散之分类，应以止咳平喘剂而非补益剂更为妥当。全方无酸味，而酸能补肺润燥，故阴虚燥咳者不适宜；全方亦无辛味，而辛能补肝升阳，故寒痰喘咳者不适宜。

芍药汤

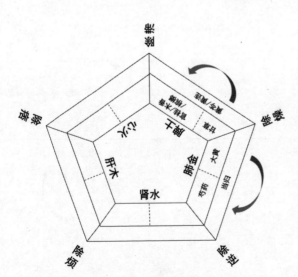

图154 芍药汤图解

此方源自《素问病机气宜保命集》，为治湿热痢疾代表方。

组成：芍药一两（酸），当归半两（辛），黄连半两（苦），槟榔二钱（辛甘），木香二钱（辛），甘草二钱（甘），大黄三钱（咸），黄芩半两（苦），官桂二钱半（辛）。

配伍结构：四辛二苦一

酸一咸一甘。

功能主治：泻脾补肺，清热燥湿，调和气血，用于脾实肺虚之湿热痢疾证，症见痢疾、腹痛，便脓血，赤白相兼，里急后重，肛门灼热，渴欲饮水，舌红苔黄腻，脉滑数。现常用于急性胃肠炎、慢性肠炎、细菌性痢疾、过敏性结肠炎、胰腺炎等病见上述证候者。

方解：脾主运化，脾实则腹满吐泻，脾虚则倦怠乏力，故腹痛下利诸症，当属脾实病证。肺主收涩，主收降，肺与大肠相表里，故久泻久利，渴欲饮水诸证，当属肺虚病证。故下痢赤白，当属脾实合并肺虚。《辅行诀》曰："脾德在缓，以甘补之，以辛泻之，以苦燥之；肺德在收，以酸补之，以咸泻之，以辛散之。"故脾实合并肺虚之治，当以辛酸为主、苦咸为辅。芍药汤以官桂、槟榔、木香之辛，理气祛湿止痛；以黄连、黄芩之苦，清热燥湿止痢；以芍药之酸，补肺收敛止痛；以大黄之咸，清热泻火凉血；以甘草之甘，补气缓急止痛。诸药联用，共奏清热燥湿、止痢止痛之功。（图154）

阐发：芍药汤以芍药味酸为君，收涩止泻，可以理解。但对于下痢脓血之证，为何用活血药当归，泻下药大黄？原因有三：第一，从气血角度看，"行血则便脓自愈，行气则后重自除"，而当归、大黄可助芍药养血行血，破恶血，生新血，用治血痢。第二，从五脏补泻角度看，久泻久利与大肠相关，需补肺收敛。补肺用酸，泻肺用咸，芍药味酸用一两，大黄味咸用三钱，故依然是补肺为主。用大黄之意，在于增强清热凉血之功。而当归味辛散肺，既可用于补肺，亦可用于泻肺，故在以补肺为主之方中，当归亦增强补肺之功。第三，五味化合理论中，苦咸化酸，故黄连、黄芩与大黄配伍，一则泻心凉血清热，二则苦咸化酸，增强补肺收敛之功。

十四、脾土肾水共治方七首

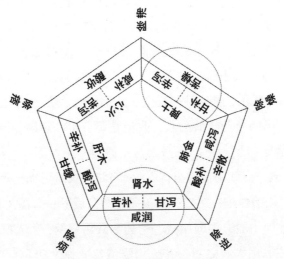

图155 "汤液经法图"中脾土肾水共治方的定位

脾德在缓。以甘补之，辛泻之；脾苦湿，急食苦以燥之。

肾德在坚。以苦补之，甘泻之；肾苦燥，急食咸以润之。

——《辅行诀五脏用药法要》

易黄汤

此方源自《傅青主女科》，为脾肾两虚，湿热带下证所设。

组成： 山药一两（甘），芡实一两（苦甘），黄柏二钱（苦），车前子一钱（甘），白果十枚（苦）。

配伍结构： 二甘三苦。

功能主治： 补脾补肾，益气化湿止带，用于脾肾两虚之带下证，症见带下色黄白，黏稠腥臭，食少，腰膝酸软。

方解： 脾虚则四肢不用，五脏不安。脾虚不运，水湿下驱而下白滑之物，蕴湿生热，故带下色黄，黏稠腥臭。肾虚则腰痛，腰为肾之腑，肾虚则腰膝酸软。故此类带下病当属脾肾两虚。《辅行诀》曰："脾德在缓，以甘补之，以辛泻之，以苦燥之。肾德在坚，以苦补之，以甘泻之，以咸润之。"易黄汤重用甘味山药补脾益气；芡实苦甘，补脾益肾，固精止带；白果味苦补肾，收涩止带；黄柏味苦，补肾燥脾，清热燥湿；车前子味甘泻肾，清热利尿。五药配伍，补脾补肾，清热祛湿。（图156）

阐发：《傅青主女科》云："夫黄带乃任脉之湿热也""此不独治黄带方也，凡有带病者，均可治之，而治黄带者功更奇。"任脉与肾相通，本方定位为脾肾，且补中兼清，故治黄带效佳。从"汤液经法图"观之，补肾为苦，补脾为甘，甘亦可泻肾，苦亦可燥脾土，苦甘之味为脾肾共同之味，与带下

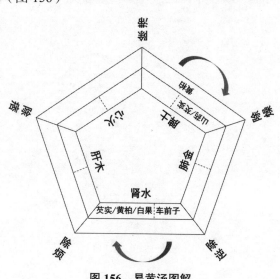

图156 易黄汤图解

病从脾肾论治正好契合。故带下病之治，当以苦甘为主导药味。如收涩止带汤（《中医治法与方剂》）用于冲任虚损、肾气不固、脾不健运之带下日久者，方中亦有山药，芡实补脾肾，再加白鸡冠花、菟丝子之甘，续断、白术、椿皮根之苦，补肾补脾，收涩止带。

固冲汤

此方源自《医学衷中参西录》，为冲脉不固之血崩所设。

组成： 白术一两（苦），生黄芪六钱（甘辛），龙骨八钱（酸），牡蛎八钱（咸），山萸肉八钱（酸），生杭芍四钱（酸），海螵蛸四钱（酸咸），茜草三钱（苦），棕边炭二钱（苦），五倍子五分（酸）。

配伍结构： 三苦五酸一甘一咸。

功能主治： 补肾补脾补肺，益气健脾，固冲摄血，用于脾肺肾三脏同虚之血崩，症见血崩或月经过多，色淡质稀，面色㿠白，心悸气短，腰膝酸软，四肢乏力。现用于功能性子宫出血、产后出血过多等。

方解： 冲为血海，脾主统血摄血，脾虚则四肢不用，统摄无权，致月经崩漏不止或月经过多。肺主收敛，肾主生精血，肺肾两虚则精血崩下不止。补脾以甘味为主，补肾以苦味为主，补肺以酸味为主。固冲汤组方中，补脾方面，以甘味黄芪，苦味白术益气健脾；补肺方面，以酸味白芍柔肝益阴，酸味山萸肉补肺收涩，酸味五倍子、海螵蛸收敛止血；补肾方面，以苦味茜草补肾活血，苦味棕边炭收敛止血，苦味白术补肾益气，咸味牡蛎收敛固涩。全方脾肺肾同补，标本兼故，益气健脾，固冲脉，收敛固涩以止血。（图157）

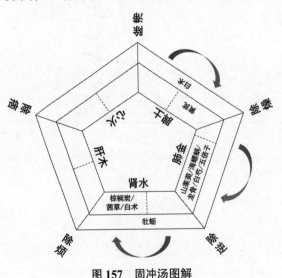

图157　固冲汤图解

阐发： 固冲汤之功效，一般认为以益气止血为主，但其所用之药，仅黄芪以补气为主，白术有补气之用，而其余药味均无明确的补气之效。其中，龙骨、白芍、山萸肉和五倍子，均为酸味收涩药，且酸味药总量超过补气之黄芪、白术。而茜草、棕边炭味苦，牡蛎、海螵蛸味咸，而苦咸亦能化酸。故本方之主，似乎应以收敛止血为主，而以补气为辅。且全方无川芎、当归等辛味药，而酸味药众多，故从肝木角度看，亦非补肝而是泻肝。所谓肝主发散能冲，但冲散太过则血崩，而固冲汤以苦咸补肾，苦酸收敛，辅以甘味补气，以此降冲固冲。

2. 以泻为主方

青蒿清胆汤

此方源自《重订通俗伤寒论》，为少阳湿热痰浊证所设。

组成： 青蒿脑一钱半至二钱（辛苦），陈广皮一钱半（辛），仙半夏一钱半（辛咸），淡竹茹三钱（苦），青子芩一钱半至三钱（苦），赤茯苓三钱（甘），生枳壳一钱半（辛酸），碧玉散［滑石（甘），甘草（甘），青黛（苦辛）］三钱。

配伍结构： 四辛三甘三苦。

功能主治： 泻脾泻肾，清胆利湿，和胃化痰。用于脾肾两实之少阳湿热证，症见寒热如疟，寒轻热重，口苦胸闷，吐酸苦水，脘痞，小便黄少。现代常用于急性胆囊炎、慢性胃炎、肾盂肾炎、疟疾等病见上述证候者。

方解： 脾实则腹中胀满，呕吐，欲利不利，或下利不止。肾虚则虚劳腰痛，肾实

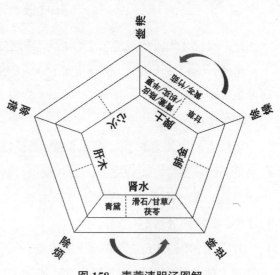

图158　青蒿清胆汤图解

则泾溲不利。故少阳湿热证之脘痞、吐酸、小便黄少诸症，当以脾实合并肾实为主。《辅行诀》曰："脾德在缓，以甘补之，以辛泻之，以苦燥之；肾德在坚，以苦补之，以甘泻之，以咸润之。"故脾实合并肾实之证，当以辛甘苦为主治之。蒿芩清胆汤以辛味青蒿芳香化湿辟秽，清透少阳邪热；辛味陈皮、枳实，理气化痰；辛味半夏燥湿化痰，降逆止呕；苦味黄芩，清热燥湿；苦味竹茹，清热化痰，以达和胃利湿化痰之效。另以碧玉散加甘味茯苓，行泻肾实，引湿热下行从小便而出，清胆利湿。诸药联用，泻脾祛湿，泻肾行水，兼有清热，共奏清利少阳湿热之功。（图158）

阐发：蒿芩清胆汤、小柴胡汤一般被列为和解少阳之剂，即发病部位为半表半里之间。此时，邪即未入里，又未出表，只能以和解之法，使病去而人不伤。从"汤液经法图"角度看，少阳湿热证以脾胃症状（脘痞吐酸）与肾膀胱症状（小便不利）为主，病证应为脾实与肾实，以泻脾泻肾为治，选药以辛苦泻脾、甘苦泻肾为主。从功效角度，此为清热利湿之用，于中焦、下焦分利湿邪而出，湿邪一去而诸症悉平。青蒿清胆汤的配伍结构为"四辛三甘三苦"，小柴胡汤的配伍结构为"三辛三甘一苦"，两者均可用于寒热往来之证。而"汤液经法图"示，甘补脾、辛泻脾、苦燥脾，辛甘苦组合恰为脾土疾病治疗药味，故寒热往来之证，当从脾土治之。

五皮散

此方源自《华氏中藏经》，为水停气滞之皮水证所设。

组成：桑白皮（甘）、茯苓皮（甘）、大腹皮（辛甘）、生姜皮（辛）、陈橘皮（辛酸）各等份。

配伍结构：三甘二辛。

功能主治：泻肾泻脾，利水消肿，行气祛湿，用于肾实脾实之皮水证，症见头面四肢悉肿，心腹胀满，上气喘急，胸膈烦闷，痰涎上壅，饮食不下，小便不利，或妊娠水肿。现用于肾炎水肿，心源性水肿，肝硬化性水肿，经行浮肿，妊娠水肿等。

方解：《素问》曰："肾者，胃之关也，关门不利，故聚水而从其类也。上下溢于皮肤，故为浮肿'诸湿肿满，皆属于脾'"。《辅行诀》曰："脾实则腹满飧泻，肾实则泾溲不利。"
故心腹胀满、胸膈喘急、痰
涎上壅、饮食不下及四肢肿
满诸症，当治脾肾，且以脾
实肾实为主。《辅行诀》曰：
"肾德在坚，以苦补之，以甘
泻之，以咸润之。脾德在缓，
以甘补之，以辛泻之，以苦
燥之。"故五皮散以甘味茯苓
皮，泻肾利水；甘味桑白皮
降气利水；甘味大腹皮行气

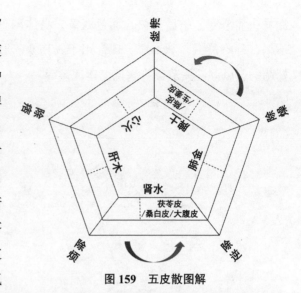

下篇　解方篇

图 159　五皮散图解

利水。同时，以辛味生姜皮泻脾，散水消肿；辛味陈皮泻脾，行气消滞。五
药合用，泻肾泻脾，共奏利水消肿，理气祛湿之功。（图 159）

　　阐发： 五皮散善治皮肤肌腠之间水湿，即"皮水"，其为渗利剂，作用平
和，泻肾泻脾之力单薄，常随证加减配伍。从"汤液经法图"看，可从甘辛
加减之。甘味可泻肾补脾，辛味可泻脾散肺。若脾虚，见倦怠食少乏力，可
加甘味黄芪、苦味白术或合用四君子汤，以增强益气健脾之力。若水饮聚甚，
见肿著，可加猪苓或合用五苓散，以增强泻肾利水之力。若肺失宣降，上气
喘急甚，可加辛味麻黄、咸味葶苈子，泻肺消肿，宣肺利水。若为风水热证，
见全身浮肿，小便不利，发热口渴，可合用越婢汤，加用酸辛之补肺散肺药，
以宣肺泻热利水。

三仁汤

　　此方源自《温病条辨》，为治湿温证代表方。
　　组成： 杏仁五钱（苦），滑石六钱（甘），白通草二钱（甘），白蔻仁二钱
（辛），竹叶二钱（苦），厚朴二钱（辛咸），生薏苡仁六钱（甘），半夏五钱
（辛咸）。
　　配伍结构： 三甘三辛二苦。
　　功能主治： 泻脾泻肾，清利湿热，宣畅气机，用于脾肾两实之湿温证，

症见头痛恶寒，午后身热，面色淡黄，身体困重或疼痛，胸闷不饥，或大便不畅，苔略黄腻，脉细缓。现常用于肠伤寒、肾盂肾炎、慢性结肠炎、布氏杆菌病、风湿性关节炎等病见上述证候者。

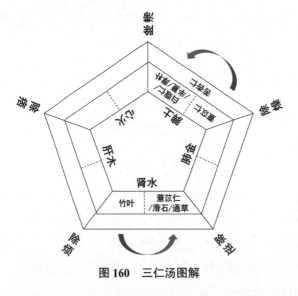

图160　三仁汤图解

方解：太阴湿土，湿气归于脾土，故治湿就是治土。湿邪郁遏肝木，则头痛恶寒，湿邪郁遏心火，则胸闷低热，湿邪郁遏脾胃，则身重不饥，湿邪郁遏肺金，则大便不畅，湿邪郁遏肾水，则小便不利，苔腻。《辅行诀》曰："脾德在缓，以甘补之，以辛泻之，以苦燥之。"故治湿当用甘辛苦。三仁汤以甘味之薏苡仁、辛味之白蔻仁与苦味之杏仁为君，甘能渗湿，辛能化湿，苦能燥湿；辅以甘味之滑石、通草，利尿通淋清热，增强泻肾渗湿之力；辅以辛味之半夏、厚朴，行气燥湿祛痰，增强泻脾化湿之力；再辅以苦味之竹叶，清热利尿除烦，增强苦味燥湿之力。诸药联用，以奏清利湿热、宣畅气机之效。（图160）

阐发：三仁汤之名源于薏苡仁、白蔻仁与杏仁，而此三仁恰为甘味渗湿、辛味化湿和苦味燥湿之代表药，可谓正名正义。甘辛苦三味，分之则专治脾土，配伍化合以后，甘苦化咸，咸辛泻肺，可用于治肺实，故三仁汤可用于湿邪便秘；辛甘化苦，苦味泻心，可用于治心实，故三仁汤亦可用于胸闷身热。只不过，竹叶泻心之力，当不及黄连、黄芩之类，故对湿热证之热重之人，当配伍黄连、黄芩、栀子等苦寒泻火药，增强其清热燥湿之力。所以，三仁汤虽用于湿温，实乃寒热并用之祛湿剂，如遇寒湿之苔白腻，则加辛味干姜、藿香，或苦味白术、苍术，增强散寒祛湿即可；如遇湿热之苔黄腻，则加辛味薄荷、金银花，或苦味黄芩、栀子，以增强清热祛湿即可，随证加减，不离甘辛苦。

甘露消毒丹

此方源自《医效秘传》，为之湿热疫毒证代表方。

组成： 滑石十五两（甘），黄芩十两（苦），茵陈十一两（辛苦），石菖蒲六两（辛苦），川贝母五两（咸），木通五两（甘苦），藿香四两（辛），连翘四两（苦），白蔻仁四两（辛），薄荷四两（苦辛），射干四两（苦）。

配伍结构： 四辛二甘四苦一咸。

功能主治： 泻脾泻肾，兼有泻心，利湿化浊，清热解毒，用于脾肾两实之湿热疫毒证，症见发热倦怠，胸闷腹胀，肢酸咽肿，身目发黄，颐肿口渴，斑疹，泄泻淋浊，舌苔淡黄或厚腻，脉滑。现常用于肠伤寒、病毒性肝炎、钩端螺旋体病、流行性出血热、水土不服等病见上述证候者。

方解： 外感六淫，侵淫人体，各从所属，各随其治。风属肝木，热属心火，湿从脾土，燥归肺金，水归肾水，故湿热疫毒之邪，当从心脾论治。心主火主血，故发热胸闷、斑疹口渴、红肿热痛诸症，当属心火实证。脾主四肢主运化，故倦怠酸痛、腹胀纳差诸症，当属脾土实证。湿热下扰肾水，故湿阻淋浊，当以肾实证为主。心实、脾实合肾实，当以泻心泻脾泻肾为主。《辅行诀》曰："心德在耎，以咸补之，以苦泻之，以酸收之；脾德在缓，以甘补之，以辛泻之，以苦燥之；肾德在坚，以苦补之，以甘泻之，以咸润之。"故泻心泻脾泻肾，当以苦辛甘为主。甘露消毒丹以黄芩、连翘、薄荷与射干之苦，清热解毒，泻火除烦祛痰；以白蔻仁、藿香之辛与茵陈、石菖蒲之辛苦，一温一凉，化湿祛湿，芳香开窍祛痰；以滑石与木通之甘，泻肾利湿，清热利尿通淋；以贝母之咸，一则润肾软坚，二则泻肺祛痰。诸药联用，共奏

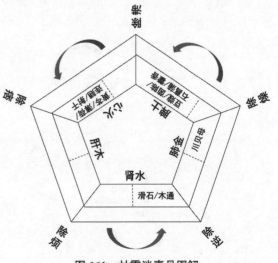

图 161 甘露消毒丹图解

利湿化浊、清热解毒之效。（图 161）

阐发： 甘露消毒丹以苦辛为主，苦清热，辛祛湿，辛苦联用则湿热尽除。其组方用药，既可苦味药与辛味药联用，亦可直接用辛苦兼有的中药，例如茵陈、薄荷、金银花之类。其中，尤以茵陈为清利湿热代表药，其苦味燥湿兼清热，辛味解表又祛湿，可谓一举两得。而甘露消毒丹与三仁汤虽同治湿热，但其功效有别，而其中的差异，亦在于苦味。三仁汤之苦，以苦杏仁与竹叶为主，苦杏仁止咳祛痰，竹叶清热除烦，其泻火解毒之力弱，燥脾祛湿之力弱；而甘露消毒丹之苦，既有黄芩、连翘泻心清热解毒之苦，还有茵陈、石菖蒲燥脾清利湿热之苦，再加上射干、薄荷利咽行气消痰之苦，诸苦联用，增强清热利湿之力。

3. 补泻兼施方

桂苓甘露饮

此方源自《黄帝素问宣明论方》，为治暑湿证代表方。

组成： 茯苓一两（甘），甘草二两（甘），白术半两（苦），泽泻一两（咸），官桂二两（辛），石膏二两（酸），寒水石二两（酸），滑石四两（甘），猪苓半两（甘）。

配伍结构： 四甘二酸一苦一咸一辛。

功能主治： 泻肾补肺，兼有调脾，清暑解热，利湿化气，用于肾实肺虚合脾土虚实夹杂的暑湿证，症见身热头痛，口干舌燥，烦渴引饮，小便短赤，肢体困重，霍乱吐泻，舌红苔黄，脉浮数。现常用于治疗急性胃肠

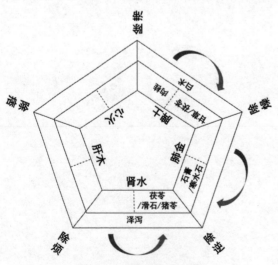
图 162 桂苓甘露饮图解

炎、急性胰腺炎等病见上述证候者。

方解： 暑湿邪气侵袭人体首犯脾胃，疾病进展后，脾土生肺金则犯肺，脾土克肾水则犯肾。脾主中焦运化，脾虚则身重倦怠，脾实则腹满吐泻。肺主收降，肺虚则口干燥渴，肺实则咳嗽痰喘。肾主水液，肾虚则腰酸背痛，肾实则小便赤少。故暑湿所致口干舌燥、小便短赤、霍乱吐泻与肢体困重诸症，当属肾实肺虚合脾土之虚实夹杂，法当泻肾、调脾、补肺。《辅行诀》曰："肾德在坚，以苦补之，以甘泻之，以咸润之；脾德在缓，以甘补之，以辛泻之，以苦燥之；肺德在收，以酸补之，以咸泻之，以辛散之。"故泻肾补肺当以甘酸为主，调脾当以辛甘苦为主。桂苓甘露饮以茯苓、滑石与猪苓之甘，配以泽泻之咸，泻肾利水，清热祛湿；以石膏、寒水石之酸，补肺养阴，除烦止渴；以甘草、茯苓之甘，配伍白术之苦与官桂之辛，补脾中有泻脾，化气祛湿降逆。诸药联用，共奏清热利湿，化气祛暑之效。（图162）

阐发： 祛湿之药，有化湿、燥湿与利湿之分，桂苓甘露饮以甘味利湿药为主，以苦味燥湿药为辅，无辛味芳香化湿药，故其祛湿之通路，当以泻肾利尿为主。祛热之药，有清泻实热与养阴清热之分，桂苓甘露饮以酸味养阴药为主，无苦味清热药，故其祛热之通路，当以养阴生津为主。此二者，为桂苓甘露饮有别于香薷散、清暑益气汤之处。香薷散之祛湿，长于辛味化湿，而清暑益气汤之清热，则长于苦味清泻实热。

十五、肺金肾水共治方十三首

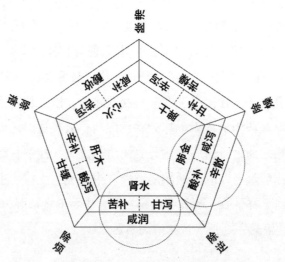

图 163 "汤液经法图"中肺金肾水共治方的定位

肺德在收。以酸补之，咸泻之；肺苦气上逆，急食辛以散之。

肾德在坚。以苦补之，甘泻之；肾苦燥，急食咸以润之。

——《辅行诀五脏用药法要》

1. 以补为主方

玉女煎

此方源自《景岳全书》，为阴虚火盛之证所设。

组成： 石膏三至五钱（酸），麦冬二钱（酸甘），熟地三至五钱（苦），牛膝一钱半（苦甘），知母一钱半（咸苦）。

配伍结构： 二酸二苦一咸。

功能主治： 补肺补肾，滋阴清热，用于肺肾两虚之阴虚内热证，症见头痛、牙痛，齿松牙衄，烦热干渴。现亦用于糖尿病、口腔炎、舌炎、牙龈炎等证属水亏火盛者。

方解： 肾主骨，腰为肾之府，故肾虚则骨痿腰痛。肾属寒水，寒水不足则虚热冲逆头目，出现头痛、牙痛、齿松牙衄。肺主收降，肺虚则烦热口干。故经典阴虚内热证，当属肺肾两虚。《辅行诀》云："肾德在坚，以苦补之，以甘泻之，以咸润之。"玉女煎以苦味地黄，滋阴补肾，苦味牛膝，补肾引火下行，佐苦咸知母滋阴清热。肺金生肾水，肾阴不足，当补肺阴，取金水相生之意，故以酸味石膏，补肺清热，酸味麦冬，生津止渴。诸药联用，肺肾同治，滋阴清热，水充火降，诸症悉平。（图164）

阐发：《中国药典》载石膏为甘、辛味，但从"汤液经法图"角度看，石膏以清热泻火、除烦止渴为其主要功效，此乃酸补肺和酸收心之意。而甘味之用，一则补脾益气，二则泻肾利水，三则缓肝止痛，皆非石膏之用。故石膏之主导药味，似应以

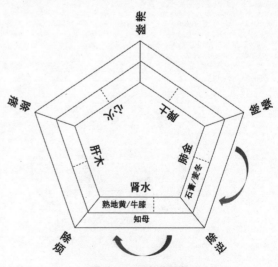

图164　玉女煎图解

酸为主。玉女煎所致牙痛，与泻黄散所治牙痛不同。玉女煎补肺补肾，所治牙痛为阴虚火旺、肾水不足之牙痛；而泻黄散以藿香叶、防风、山栀子仁、石膏和甘草成方，二辛一甘一苦一酸，补肝泻心为主，故此为风热上扰之牙痛，临床使用当细辨之。

左归丸

此方源自《景岳全书》，为真阴不足证所设。

组成： 大怀熟地八两（苦），山药四两（酸甘），枸杞四两（苦甘），山茱萸四两（酸），川牛膝三两（苦甘），菟丝子四两（甘辛），鹿胶四两（咸辛），龟胶四两（苦咸）。

配伍结构： 四苦二酸一甘一咸。

功能主治： 补肺补肾，用于肺肾两虚证之真阴不足，症见腰酸腿软，耳聋失眠，遗精滑泄，自汗盗汗，口燥舌干。现常用于子宫卵巢发育不良、睾丸发育不良、内分泌失调等病见上述证候者。

方解： 肾藏精，主骨生髓充脑。肾虚则精髓不充，封藏失职，则腰痛，耳聋，头晕目眩，遗精滑泄；肺主收降，肺虚则阴气不足，阴津亏虚，清窍失濡，则自汗盗汗，口燥舌干。《辅行诀》曰："肾德在坚，以苦补之，以甘泻之，以咸润之；肺德在收，以酸补之，以咸泻之，以辛散之。"左归丸以苦味熟地，滋阴补肾，苦味牛膝补肾强腰，苦味枸杞子，滋肾益精，苦味龟胶，益精填髓；以甘味菟丝子，泻肾利小便；以咸辛兼有之鹿胶，补肾温阳；同时，以酸味山茱萸为主，辅以山药之酸，补肺生津涩精。诸药配伍，共奏滋阴补肾，填精益髓之效。（图165）

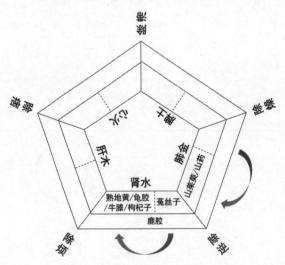

图 165 左归丸图解

阐发： 左归丸与右归

医方图解——以『汤液经法图』解读方剂配伍之秘

丸，一则补真阴，一则补真阳，从"汤液经法图"看，二者均为补泻兼施之剂，以补肾为主。左归丸配伍结构为"四苦二酸一甘一咸"，右归丸配伍结构为"三苦三辛二甘一酸一咸"，二者之别，在于苦与辛。左归丸苦多辛少，尤其以动物药龟甲胶为主，苦咸滋补真阴；右归丸苦少辛少，不用龟甲胶，而以当归、肉桂与附子为主，辛热温补真阳。同时，从辛酸比重看，左归丸与右归丸皆以山萸肉与山药之酸之主，但左归丸少辛，仅鹿角胶辛咸为辛，而右归丸有鹿角胶、当归、肉桂与附子。故左归丸酸多辛少，以补肺为主，而右归丸辛多酸少，以补肝为主。

固经丸

此方源自《医学入门》，为固崩止带常用方。

组成：黄芩（苦）、白芍（酸）、龟板（苦咸）各一两，椿根皮（酸苦）七钱，黄柏（苦）三钱，香附（辛）二钱半。

配伍结构：二苦二酸一咸一辛。

功能主治：补肾补肺，滋阴清热，止血固经。用于肺肾两虚之经行不止，崩中漏下，血色深红，或夹紫黑瘀块，心胸烦热，腹痛溲赤等。

方解：肾主藏精，肾气虚则厥逆，易虚劳失精而致精血不固，伴有腰痛、骨瘘，虚热冲逆，小便不利等症；肺虚则胸中疼痛，发寒热，而有烦热汗出、口渴，或耳聋、咽干等症。故因阴虚内热所发经血崩漏，为肾虚证兼肺虚证。《辅行诀》曰："肾德在坚，以苦补之，以甘泻之，以咸润之；肺德在收，以酸补之，以咸泻之，以辛散之。"固经丸用苦咸龟板滋阴降火，合苦味药黄芩、黄柏清热泻火坚阴，三者呈"二苦一咸"补肾为主；再用酸涩之椿根皮收涩

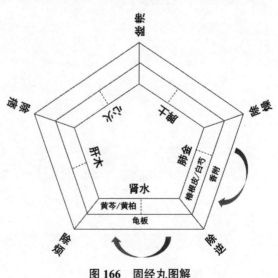

图166 固经丸图解

固精止带，酸味白芍敛阴柔肝，再合辛味香附行气解郁和血，三者呈"二酸一辛"补肺为辅。诸药合用，肺肾同补，固经止血，滋阴清热。（图 166）

阐发：本方与固冲汤都是治疗月经过多、崩漏下血的方剂，但固经丸关键在于阴虚有热，故用药以苦味清热更强；固冲汤则因气虚不摄，故用药以酸味收敛更强，同时加用甘味兼顾补脾益气，二者当别。

六味地黄丸

此方源自《小儿药证直决》，为滋补肾阴代表方。

组成：熟地黄八钱（苦），山药四钱（酸甘），山茱萸四钱（酸），泽泻三钱（咸），茯苓三钱（甘），牡丹皮三钱（苦）。

配伍结构：二苦二酸一甘一咸。

功能主治：补肾兼有补肺（补中有泻），滋补肾阴，用于肺肾两虚之阴虚证，症见腰膝酸软，头目眩晕，盗汗遗精，骨蒸潮热，手足心热，虚火牙痛，口燥咽干，消渴，舌红少苔，脉细数。现常用于慢性肾炎、高血压、糖尿病、甲状腺功能亢进、结核病等病见上述证候者。

方解：肾水为阴中之阴，主骨生髓，腰为肾之府，故肾虚不能滋养其府，则腰膝酸软与骨蒸遗精；肾水少则水不制火，虚火上炎而见盗汗潮热、虚火牙痛与手足心热。肺金主降，肺虚则阴水不降，而见口燥咽干与虚火消渴。

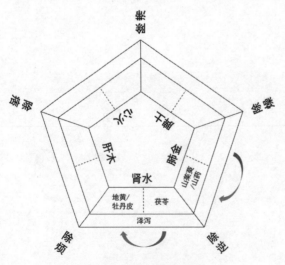

图 167 六味地黄丸图解

《辅行诀》曰："肾德在坚，以苦补之，以甘泻之，以咸润之。肺德在收，以酸补之，以咸泻之，以辛散之。"故肾虚合并肺虚之证，当以苦酸为主治之。六味地黄丸以地黄、牡丹皮之苦，滋补肾阴，清热凉血；以山茱萸、山药之酸，补益肺肾，敛阴涩精。辅以茯苓之甘，健脾益气利水，泽泻之咸，滋肾利水泄

浊。诸药合用，补泻兼施，以奏滋阴填精、清热利水之效。（图167）

阐发： 六味地黄丸组方之理，通常以"三补三泻"寓之，"三补"为地黄、山茱萸与山药，"三泻"为牡丹皮、茯苓与泽泻，此为功效之补泻，而非五味之补泻。从"汤液经法图"观之，苦有补亦有泻，补乃补肾，泻乃泻心；甘有补亦有泻，补乃补脾，泻乃泻肾，脏腑不同而已。故以五味补泻论，六味地黄丸亦为补泻兼施之方，以补肾补肺为主，以泻肾泻肺为辅，补肾补肺故而能滋阴清热、能固精而疗腰膝痛，泻肾泻肺故而亦有利水止咳之效。

六味地黄丸之加减，亦以肺肾为主。知母苦咸、黄柏苦，苦能补肾泻心，故知柏地黄丸更重补肾泻心，滋阴清热泻火；枸杞子苦甘、菊花辛，辛能补肝，故杞菊地黄丸更重调肝，滋阴清肝明目；麦冬、五味子酸，酸能补肺，故麦味地黄丸更重补肺收敛，补肺敛虚喘；附子、桂枝辛，故桂附地黄丸更重补肝升阳，以成肝肾同补之效。从"汤液经法图"上看，肝木主升为阳，肺金主收为阴，六味地黄丸、知柏地黄丸、杞菊地黄丸与麦味地黄丸，均以苦酸补肺肾为主，而桂附地黄丸、八味肾气丸、济生肾气丸，则以辛苦补肝肾为主，此或为补肾阴与补肾阳之实质也。

百合固金汤

此方源自《慎斋遗书》，是常用的滋阴润燥剂。

组成： 生地（苦）二钱，熟地（苦）三钱，麦冬（酸甘）钱半，百合（酸）、白芍（酸）、当归（辛）、贝母（咸）、生甘草（甘）各一钱，玄参（苦）、桔梗（苦辛）各八分。

配伍结构： 四苦三酸一甘一辛一咸。

功能主治： 补肺补肾为主，养阴清热，润肺化痰。用于肺肾两虚之肾水不足、

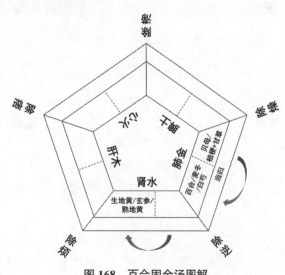

图168　百合固金汤图解

虚火刑金证，症见咳嗽气喘，咽喉燥痛，痰中带血或咯血，手足烦热，舌红少苔，脉细数。

方解： 肺主收降，司呼吸，肺虚则鼻息不利、烦热汗出、口干口渴；肺实则咳喘气逆。肾为寒水，主骨生髓，肾虚则虚劳失精、骨蒸潮热。百合固金汤主治肾水不足、虚火刑金之证，是肺肾同补之方。《辅行诀》曰："肺德在收，以酸补之，以咸泻之，以辛散之；肾德在坚，以苦补之，以甘泻之，以咸润之。"百合固金汤用苦味生熟地，滋肾养阴清热，辅以苦味玄参，以助地黄益肾阴、降虚火；同时，以苦味桔梗与甘味甘草配伍，一苦一甘，且均可用于咳嗽，故苦甘化咸，祛痰止咳；以酸味百合、麦冬、白芍滋养肺阴，清热润燥；再配以辛味当归，散肺养血，咸味贝母，止咳清热。诸药联用，以补肾补肺为主，补中有泻，共奏滋阴润燥，清热止咳之功。（图168）

阐发：《中国药典》记载百合为甘、寒中药，为何此处以酸味视之？原因有二，其一，无论从功效药理还是法象药理，百合自带金性。其功效为"养阴润肺、清心安神"，此为酸补肺合酸收心之效。其颜色为白色，采收季节为秋季，此与肺金属性相配。其二，百合无甘味之用。甘味可补脾益气，泻肾利水，缓肝止痛，而百合无此类功效。若以食用百合论，甘肃兰州所产鲜百合最佳，亦能养阴润燥，兰州位于我国西北地区，亦与其金性相配属。

养阴清肺汤

此方源自《重楼玉钥》，为阴虚肺燥之白喉所设。

组方： 大生地二钱（苦），玄参一钱半（苦），丹皮八分（苦），麦冬一钱二分（酸），炒白芍八分（酸），贝母八分（咸），薄荷五分（辛苦），生甘草五分（甘）。

配伍结构： 三苦二酸一甘一咸一辛。

功能主治： 补肺补肾为

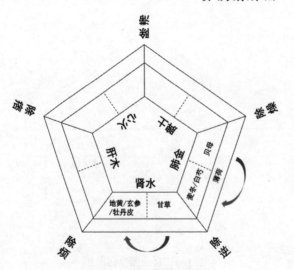

图169 养阴清肺汤图解

主，养阴润燥，止咳利咽。用于肺肾两虚肺燥证，症见喉间起白如腐，不易拭去，咽喉肿痛，初起或发热或不发热，鼻干唇燥，或咳或不咳，呼吸有声，似喘非喘。现常用于白喉、急性扁桃体炎、急性咽喉炎、鼻咽癌放化疗术后、久咳、老年慢性阻塞性肺病等属阴虚肺燥者。

方解： 肺虚则鼻息不利，咽干烦躁。而白喉一证，属肾阴之本不足，或遇燥气流行，或多食心热之物，感触而发。虚火上炎，复加疫毒上犯，故见咽喉肿痛，鼻干唇燥，此为肺肾两虚之证。肾虚以苦补之，肺虚以酸补之。故养阴清肺汤以苦味生地，滋养肾阴，苦味玄参，补肾清热凉血，苦味丹皮，养肾泻热，配以甘味甘草，泻肾解毒；同时以酸味麦冬，养阴润肺，酸味白芍，补肺和营，配以咸味贝母，泻肺清热，辛味薄荷，散肺利咽。全方肺肾同补，补中有泻，共奏滋养肺肾，利咽消肿之功。（图169）

阐发： 本方以酸苦为主、甘咸辛为辅。从"汤液经法图"分析，酸补肺，苦补肾，为肺肾同补的方子，临床应用加减时，亦以酸苦之味为主。如阴虚甚者，出现手足心热，骨蒸盗汗等，可加苦味熟地，生熟并用增强补肾滋阴之力；若热毒甚者，加苦味连翘、金银花，以清热疏风；若燥热甚者，酌加酸味天冬、石膏，以养阴清热。

竹叶石膏汤

此方源自《伤寒论》，为常用的清热剂。

组成： 竹叶（苦）二把，石膏（酸）一斤，半夏（辛咸）半升，麦冬（酸甘）一升，人参（甘）二两，甘草（甘）二两，粳米（甘）半升。

配伍结构： 二酸三甘一苦一辛。

功能主治： 补肺补脾补

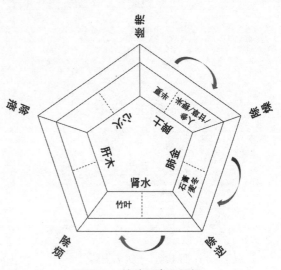

图170　竹叶石膏汤图解

肾，清热生津，益气和胃。用于肺脾肾三脏皆虚之虚热证，症见身热多汗，心胸烦闷，气逆欲呕，口干喜饮，或虚烦不寐等。

方解： 肺主收降，肺虚则鼻息不利，症如烦热汗出，口干口渴，气逆等皆属肺虚证。同时，如伴有纳差，呕逆，乏力倦怠等表现，则为合并脾虚；伴有虚热冲逆，骨蒸潮热，虚羸等表现，则为合并肾虚。故虚热口干合并乏力、呕逆之象，当属肺虚兼有脾虚肾虚。《辅行诀》曰："肺德在收，以酸补之，以咸泻之，以辛散之；脾德在缓，以甘补之，以辛泻之，以苦燥之；肾德在坚，以苦补之，以甘泻之，以咸润之。"竹叶石膏汤以苦味竹叶为君，补肾滋阴，清热除烦；以酸味石膏与麦冬，补肺生津，养阴清热；再合甘味之人参、甘草、粳米补脾，益气健脾；同时加辛味半夏，散肺泻脾，和胃除烦。诸药相合，共奏清热生津、益气和胃之功。（图170）

阐发： 此方即《辅行诀》所载天行外感方中的大白虎汤，故当以补肺为主。其加减之法，若有胃阴不足，胃火上逆，口舌糜烂，舌红而干，可加酸甘之石斛、天花粉，清热养阴生津；若气分热犹盛，可加苦味知母、黄连，清热泻火解毒。

一贯煎

此方源自《续名医类案》，为滋阴疏肝代表方。

组成： 北沙参三钱（酸甘），麦冬三钱（酸），当归三钱（辛），生地黄六钱至一两五钱（苦），枸杞子三钱至六钱（苦甘），川楝子一钱半（辛）。

配伍结构： 二酸二苦二辛。

功能主治： 补肺补肾，兼有调肝，滋阴疏肝，用于

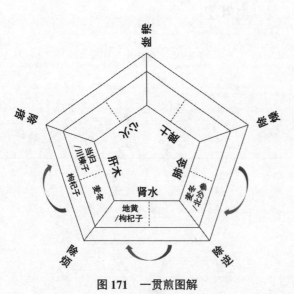

图171　一贯煎图解

肺肾两虚合肝木虚夹杂之肝阴虚证，症见胁痛脘痞，饮食不佳，吞酸吐苦，咽干口燥，舌红少津少苔，脉细弱或细弦。现常用于慢性肝炎、慢性胃炎、胃及十二指肠溃疡、肋间神经痛、慢性胆囊炎等病见上述证候者。

方解： 肝主疏泄，肝气不舒则疏泄不利，而见胁痛脘痞诸症；疏泄不利则肝木克土，而见纳差、吐酸诸症，此为肝木之虚实夹杂证，法当疏肝理气止痛。肺主收降，肾主藏精，肺气不收、肾气不藏则虚阳上浮，口燥咽干，舌红少津，此为肺肾两虚之证，法当肺肾两补。《辅行诀》曰："肝德在散，以辛补之，以酸泻之，以甘缓之；肺德在收，以酸收之，以咸泻之，以辛散之；肾德在坚，以苦补之，以甘泻之，以咸润之。"一贯煎以北沙参、麦冬之酸为主，滋阴清热，益气生津；以生地黄、枸杞子之苦为主，滋阴补肾，益精养肝；以当归、川楝子之辛，配以麦冬之酸、枸杞子之甘，辛酸甘同用，疏肝行气，养血清热明目。诸药联用，共奏滋阴清热，兼以疏肝之效。（图171）

阐发： 一般认为，一贯煎主治肝阴虚证，君药是生地黄。从"汤液经法图"看，肝为木，肾为水，生地黄为苦味药，补肾水，清虚热，并不入肝。入肝治肝的药味，一为辛味补肝，一为酸味泻肝，一为甘味缓肝。故一贯煎之"二酸二苦二辛"配伍结构，当为肝肾同治之方。以泻肝调肝为主，以补肾为主。其中，北沙参、麦冬味酸补肺泻肝，滋阴止痛；当归、川楝子味辛补肝，疏肝理气。而苦味药生地黄与枸杞子，补肾益精，补母以助补子。加减之法，要么以酸辛为主，增加调肝之力，如白芍、山萸肉、延胡索、桃仁之类；要么以苦甘为主，增加补肾缓肝之力，如甘草、葛根、火麻仁、黄芩之类。

2. 以泻为主方

大陷胸汤

此方源自《伤寒论》，为水热互结之结胸证所设。

组方： 大黄六两（咸），芒硝一升（咸），甘遂一钱匕（甘）。

配伍结构： 二咸一甘。

功能主治：泻肺泻肾，逐水破结，用于肺实两实之结胸证（水热互结），症见心下满痛或心下至少腹硬满而痛不可近，大便秘结，日晡小有潮热，或短气躁烦，舌上燥而渴。

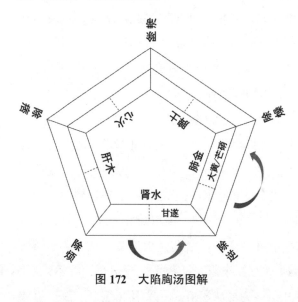

图 172　大陷胸汤图解

方解：肺与大肠相表里，肠病从肺论治，水热内结，腑气不通，故胸部闷痛、大便秘结；肾实则必少腹迫满而痛，邪热与水气互结，轻则但见心下硬满而痛，甚则从心下至少腹硬满而痛不可近。《辅行诀》曰："肺德在收，以酸补之，以咸泻之，以辛散之。肾德在坚，以苦补之，以甘泻之，以咸润之。"大陷胸汤以咸味大黄，泻肺通腑，荡涤邪热；咸味芒硝，泻肺破积，软坚润燥；甘味甘遂，泻肾逐水。三药合用，使内结之水热从二便分利而去，力专效宏，为逐水破结之峻剂。（图172）

阐发：大陷胸汤与大承气汤同为寒下峻剂，都有咸味大黄与芒硝，但配伍及用法皆有差异。大陷胸汤用甘遂，配伍结构为"二咸一甘"，脏腑定位为肺肾，其用为逐水破结，且大黄先煎，泻下之力较大承气汤弱。而大承气汤，配伍结构为"三咸一酸"，脏腑定位为肺，配伍咸味厚朴，增强泻肺下行之力；加用酸辛兼有之枳实，一则增强散肺推逐之力，二则酸能补肺防燥；且大黄后下，故其泻下之力强于大陷胸汤。

在《伤寒杂病论》中，大陷胸丸与大陷胸汤均治水热互结之结胸证。其中，大陷胸丸亦有大黄芒硝，但其配伍咸味葶苈子、苦味杏仁、甘味白蜜，苦甘化咸，咸味更强。但其将汤剂改为丸剂，故其泻水散结之力较大陷胸汤缓。

大黄牡丹汤

此方源自《金匮要略》，为热毒瘀结之肠痈初起所设。

组方：大黄四两（咸），芒硝三合（咸），桃仁五十个（辛），牡丹一两（苦），冬瓜子半升（甘）。

配伍结构：二咸一甘一辛一苦，或四咸（苦甘化咸）一辛。

功能主治：泻肾泻肺，破瘀散结。用于肺肾两实之肠痈初期者，症见少腹肿痞，即右少腹疼痛拒按，按之痛如淋状，或右腿屈而不伸，伸则痛剧，大便不调，小便自调或黄赤，或时时发热、恶寒、自汗出。现常用于急性阑尾炎、阑尾脓肿、子宫附件炎、盆腔炎等属热瘀者。

方解：肺与大肠互表里，肠痈之病应从肺论治，而瘀结之病应属肺实。肺主皮毛，肠痈热毒外发于皮毛所见发热汗出之证，亦属肺实。肾应腰腹，司小便，故少腹痞满疼痛、小便赤少诸病，当从肾实论治。《辅行诀》曰："肺德在散，以酸补之，以咸泻之，以辛散之。肾德在坚，以苦补之，以甘泻之，以咸润之。"大黄牡丹汤以咸味大黄泻肺，通腑泄热逐瘀；咸味芒硝泻肺，软坚散结，清热泻下；辛味桃仁散肺，入血分破血散瘀。同时，以甘味冬瓜子泻肾利水，清肠排脓；以苦味牡丹皮，清热凉血，散瘀疗痈。同时，冬瓜子与牡丹皮配伍，一苦一甘，且均可清热，故苦甘化咸，增强泻肺消痈之力。全方咸辛泻肺，甘苦泻肾，泻中有补，共奏泻热破瘀，散结消痈热之功。（图173）

阐发：大黄牡丹汤为治肠痈经典名方，组方以泻肾泻肺，清热散瘀结为主，用于肠痈初期。而《金匮要略》所载薏苡附子败酱散，亦治疗肠痈之证，组方为薏苡仁、败酱草、附子三味药，结构为"一甘一苦一辛"，经配伍

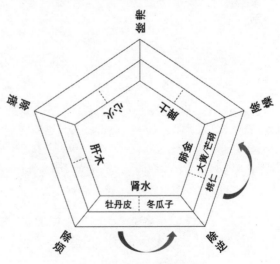

图173　大黄牡丹汤图解

化合后，亦可视为"二咸（苦甘化咸）一辛"。此为泻肺治肠痈，用于肠痈日久，损及阳气之证，故在泻热解毒同时，配以辛热助阳祛湿。

桃核承气汤

此方源自《伤寒论》，为逐瘀泻热代表方。

组成： 桃仁五十个（辛），大黄四两（咸），桂枝二两（辛），甘草二两（甘），芒硝二两（咸）。

配伍结构： 二咸二辛一甘。

功能主治： 泻肺泻肾，逐瘀泻热，用于肺肾两实之膀胱瘀热证，症见少腹急结，或疼痛，或胀满，尿痛，尿频，尿中带血，或如狂，或心烦，或痛经，或闭经，舌红，苔黄，脉数。现常用于肾炎尿毒症、慢性肾盂肾炎、尿路结石、精神分裂症、内分泌失调等病见上述证候者。

方解： 肾主水液，主生殖，肾虚则足痿、腰酸背痛，肾实则腹满、小便赤少，故少腹急结胀满、痛经、尿频尿痛、尿中带血诸症，当属于肾实病证，法当泻肾。母能令子虚，肺金为肾水之母，故泻肺有助于泻肾。《辅行诀》曰："肾德在坚，以苦补之，以甘泻之，以咸润之；肺德在收，以酸补之，以咸泻之，以辛散之；心德在耎，以咸补之，以苦泻之，以酸收之。"桃核承气汤以大黄、芒硝之咸为主，一则润肾散结，协助甘草泻肾利尿；一则泻肺逐瘀，配伍桃仁、桂枝之辛，活血通下。同时，咸味亦能补心，凉血定惊。诸药配伍，甘咸泻肾，咸辛泻肺，以奏活血散瘀，通下瘀热之效。（图174）

阐发： 桃核承气汤，既以承气汤命名，则其泻肺通下作用必不可少，故其定位在肺金。肺金当以"酸咸辛"治之。而咸辛组方，当以泻

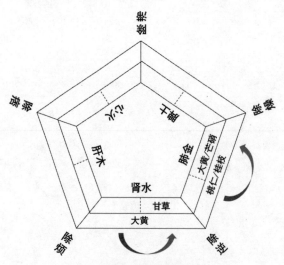

图174 桃核承气汤图解

肺散肺为主。纵观各承气汤，大承气汤以咸酸为主，小承气汤以咸酸为主，调胃承气汤以咸甘为主，皆不涉及辛味。而桃核承气汤以咸辛甘为主，强调咸泻中有辛散，咸泻热，辛散瘀，故治瘀热互结。再加甘草之甘，既能补脾亦能泻肾，构成一首脏腑共病治疗方。故知仲景用药之法，加一味则有加一味之法，亦有加一味之治。

3. 补泻兼施方

苓甘五味姜辛汤

此方源自《金匮要略》，为温肺化饮代表方。

组成： 茯苓四两（甘），甘草三两（甘），干姜三两（辛），细辛三两（辛），五味子半升（酸）。

配伍结构： 二甘一酸二辛，或五甘（辛酸化甘）。

功能主治： 泻肾补肺，温肺化饮，用于肺虚肾实之寒饮郁肺证，症见咳嗽、痰多清稀色白、胸满，或吐涎沫，或小便不利，或盗汗口渴，舌淡苔白，脉沉迟。现常用于慢性支气管炎、肺气肿、支气管哮喘等病见上述证候者。

方解： 肾主水液，肾虚则腰痛虚劳，肾实则胫肿腹满，故吐涎胸满、小便不利诸症，当属水湿阻滞之肾实证。肺司呼吸，肾主水液，肾水乃肺金之子，肾水运化失常则上扰肺金，而见咳嗽胸满，口渴盗汗，此属肺金之虚实夹杂证。《辅行诀》曰："肾德在坚，以苦补之，以甘泻之，以咸润之。肺德在收，以酸补之，以咸泻之，以辛散之。"故肾实合肺虚夹杂证，当以甘味为主，咸酸辛为辅。苓甘五味姜辛汤以茯苓与甘草之甘，

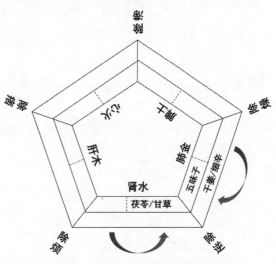

图 175　苓甘五味姜辛汤图解

泻肾利水，渗湿消肿；以干姜与细辛之辛，散肺祛痰，止咳止涎；以五味子之酸，补肺养阴，止渴止悸。同时，酸味五味子与辛味药干姜相伍，一辛一酸，且均可用于水气病，故辛酸化甘，增强泻肾利水湿之功。诸药联用，药性偏温，以奏温肺化饮，宣利肺气之效。（图175）

阐发： 以寒热药性计，苓甘五味姜辛汤有干姜、细辛、五味子之温，有茯苓、甘草之平，故其温肺化饮；但以五味药性计，苓甘五味姜辛汤以辛味与甘味为主，甘泻肾，辛散肺，故其泻肾止咳，用于肾实咳嗽。从治肺角度看，苓甘五味姜辛汤以辛味散肺和酸味补肺为主，用于痰湿闭肺证，辛味散肺，辛酸化甘祛湿，大抵为此意。但从整体角度看，咸味既能泻肺止咳，又能润肾利尿，加于方中亦可。故其配伍加减，于咳嗽严重者，可加大黄、葶苈子、旋覆花之咸，亦可加苦杏仁、白术、黄芩之苦，苦甘化咸。

济川煎

此方源自《景岳全书》，为肾虚便秘所设。

组成： 当归三至五钱（辛），牛膝二钱（苦甘），肉苁蓉二至三钱（咸），泽泻一钱半（咸），升麻五分至七分或一钱（辛），枳壳一钱（酸辛）。

配伍结构： 二咸一苦二辛一酸。

功能主治： 泻肺补肾，兼有补肝，温阳益精，润肠通便。用于肾虚肺实合并肝虚之便秘，症见大便秘结，小便清长，腰膝酸软，头目眩晕。本方常用于习惯性便秘、老年便秘、产后便秘等。

方解： 肺与大肠相表里，故便秘可从肺论治，以肺实为主。腰为肾之府，故腰痛、小便不利可从肾论治，以肾虚为主。肝木主升阳，故畏寒肢冷、头目眩晕可从肝论

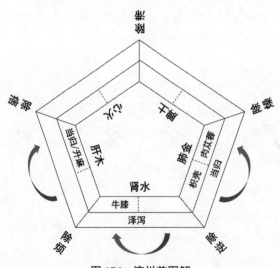

图176 济川煎图解

医方图解——以『汤液经法图』解读方剂配伍之秘

治，以肝虚为主。《辅行诀》曰："肺德在收，以酸补之，以咸泻之，以辛散之。肾德在坚，以苦补之，以甘泻之，以咸润之。肝德在散，以辛补之，以酸泻之，以甘缓之。"故肾虚肺实合肝虚之证，当以苦咸辛治之。济川煎以"咸酸辛"泻肺，其中咸味肉苁蓉，温肾益精，润肠通便；辛味当归，养血润肠；酸味枳壳，下气润肠。以"苦咸"补肾，苦味牛膝，补肾阳，强腰膝；咸味泽泻，渗湿泄浊。以"辛"补肝，辛味当归，散寒补血；辛味升麻，升举清阳。诸药合用，泻肺合补肝肾，温肾通便。（图 176）

阐发： 从四气角度看，热秘与寒秘不同，病证特点不同，治疗药物不同，热秘以大黄、芒硝、地黄为主，寒秘以当归、肉苁蓉、白术为主，药性上一寒一热，泾渭分明。但从五味角度看，热秘与寒秘均以"咸酸辛"为主，大黄与肉苁蓉皆咸，地黄与白术皆苦。故首以五味定功效，次以四气定寒热，二者结合则可明组方配伍之理。

参考文献

1. 张大昌，钱超尘 . 辅行诀五脏用药法要传承集 [M]. 北京：学苑出版社，2008.

2. 王付，张大伟，吴建红 . 方剂学 [M]. 北京：中国中医药出版社，2012.

3. 冯世纶，张长恩 . 解读张仲景医学——经方六经类方证 [M]. 2 版 . 北京：人民军医出版社，2011.

4. 金锐 . 汤液经法图讲记——解构经方时方的底层逻辑 [M]. 北京：北京科学技术出版社，2022.

5. 黄煌，杨大华 . 经方 100 首 [M]. 2 版 . 南京：江苏科学技术出版社，2013.

6. 金家浚，蒋维宇 . 中医百家方论荟萃 [M]. 重庆：重庆出版社，1994.

7. 汪丹，石磊，陈震霖 . 五畜的五行属性考 [J]. 辽宁中医药大学学报，2008（5）：28-29.

8. 金锐，方子寒，朱贺，等 . "汤液经法图" 五味化合理论的数学模型分析 [J]. 中国实验方剂学杂志，2021，27（20）：191-199.

9. 金锐，王宇光 . 从汤液经法图解析清肺排毒汤的配伍和功效 [J]. 中医学报，2020，35（12）：2487-2493.

10. 王宇光，金锐 . "汤液经法图" 系列研究之三：25 味药精五行属性内涵的探索性研究 [J]. 世界科学技术 – 中医药现代化，2021，23（2）：385-390.

11. 金锐 . "汤液经法图" 系列研究之二：基于五味补泻理论的 10 首经方配伍原理解析 [J]. 世界科学技术 – 中医药现代化，2020，22（8）：2961-2968.

12. 金锐 . "汤液经法图" 系列研究之一：汤液经法图的来历、内容与应用 [J]. 世界科学技术 – 中医药现代化，2020，22（8）：2954-2960.